入門スポーツ科学
運動指導のパラダイムシフト

宮下充正 著

株式会社 杏林書院

はじめに

　スポーツや運動を指導する本が，たくさん出版されています．多くは，実際に指導して効果があったやり方を紹介したものです．成功した方法は，スポーツを指導しようとする人にとって，とても役に立ちます．しかし，問題があります．自分たちが指導しようとしている人たちに，その方法がうまく当てはまり，効果が確実に見られるかどうかです．

　"顔認証"によって，入国する人，建物に入る人を安全かどうか判断する方法が実用化されています．"人相"いう言葉がありますが，背景には顔の特徴によって個人を識別できるという事実があるからです．人間としての顔の"つくり"は同じであっても，眼，耳，鼻，口などの形，大きさ，位置関係などに明らかな違いがあるのです．この違いは，歩くといった単純な動作でも，投げるといった複雑な動作でも，見られます．それだけではありません．ある動作を学習する，あるいは，学習した動作の上達する速さにも個人差があります．細胞にある遺伝子のかかわり具合が，もたらすのです．

　このように，だれもが他人と違う特徴を持っている事実を理解した上で，スポーツや運動の指導に当たらなければなりません．言い換えれば，成功した優れた指導者の方法を学び，自分たちの指導する対象者の特徴に当てはめるように，修正して応用する手腕が求められるのです．

　さらに，強調したいのは，他人の方法を真似るだけでなく，工夫を加えて指導すべきであるという点です．自分が指導する対象者に合わせた方法を新しくつくり出すには，運動生理学，運動生化学に加えて，最近急速に発展した分子生物学や遺伝学が明らかにした，身体運動にかかわる科学的成果を理解しておくべきです．

　上記の基礎科学が明らかにした"からだの仕組み"は，複雑で理解しにくいところが多くあります．本書では，スポーツ指導者や運動指導者が理解しやすいように，それらについて順序よく解説したつもりです．特に強調した

のは，遺伝学の最近の研究報告が明らかにした，体格，体力，競技力などには無視できない個人差があるという事実です．この個人差の存在を踏まえて，すべての対象者が満足する指導をしてほしいと願っています．

　最後に，"Science in Making" という言葉を，紹介しましょう．"作動中の科学" と，訳されます．"作動中の科学" とは，科学的知識が常に現在進行形で形成され，時々刻々作られ，書き換えられ，更新されることを指します（藤垣，2020）．「スポーツ科学」も例外でなく，アスリート，コーチは常に新しい工夫をこらし競技力の向上に努力します．また，基礎科学の分野においても，日々新しい事実が検証されています．ですから，「スポーツ科学」の内容は何年かおきに更新されるべきです．「入門スポーツ科学〜運動指導のパラダイムシフト」と題したのも，2020 年代がスタートする時期に，これまでの「スポーツ科学」を見直すという意図からです．

目　　次

1章 力が強いと動きがうまい とは違う

1. 野球の内野手に求められる力強さと動きのうまさ

　野球では，ボールを打った瞬間から，バッターは全力で1塁へ走ります．補球した内野手は，打者が1塁を踏む前に，ボールが1塁手に届くように投げます．間に合うかどうかは，飛んだボールのスピードと補球した場所，そして，内野手の投げるボールのスピードによって決まります．内野手が速いボールを投げられれば，それだけ余裕をもって1塁でアウトにできます．

　日本の高校野球の内野手に比べ，アメリカのメジャーリーグの内野手が投げるボールがとても速いのは，テレビ中継を見ていればわかるでしょう．利き手の手首が強く，肘から先の手首のスナップだけで速いボールが投げられるのです．他方で，高校野球の内野手は，肩の関節を使って腕全体でボールを投げています．メジャーリーグの選手は，小さなモーションで速いボールが投げられるのに対して，高校野球の選手は，大きなモーションで速いボールが投げるようにしているのです（**写真1−1**）．

　このように，メジャーリーグの選手の投球モーションが小さいのは，捕球してからボールが手から離れるまでの時間が短く，投げられたボールのスピードが速いので容易にアウトにできます．それに比べ，高校野球選手の投げるモーションは大きいため，捕球してからボールが手から離れるまでの時間が長くボールのスピードも遅いため，打者が速く走ればセーフになる場合が多くなります．

　このように，ボールを投げるスナップ動作が力強ければ，速いボールが投

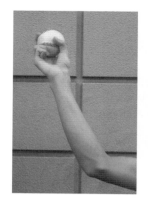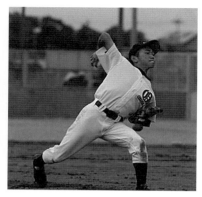

写真1-1　メジャーリーグの内野手は肘と強い手首を主にしたスナップ動作で速い
　ボールを投げられるが，日本の高校野球の選手は腕全体を使って速いボールを投げる

げられ内野手としての能力が高いといえます．ところが，投げる方向が1塁
選手のグローブに収まる範囲へ投げなければ，セーフになってしまいます．
暴投といわれる結果をまねくのです．投げる手の動きをうまくコントロール
して望ましい方向へボールを投げなければ，いかに速いボールを投げられる
力強さを持っていても内野手としては失格なのです．
　野球の内野手を例にあげて説明したように，"力強さ"と"動きのうまさ"
を併せ持っている能力が，スポーツ選手には求められるのです．

2．スポーツ選手を支える2つの柱：体力と技術

　現在,世界中で行われているスポーツは,それぞれの国で盛んな伝統スポー
ツ，あるいは，ローラー・ボードやボルダリングなどの新しいスポーツなど
があります（写真1-2）．それらすべてを分類してわかりやすく示すのは難
しいので，たくさんの国々で行われていて，オリンピックで採用されている
競技スポーツを，大まかに分類してみましょう（図1-1）．
　走る，泳ぐ，自転車やボートをこぐ，など競争相手と記録（所要時間）を
競う個人競技種目，柔道，レスリング，ボクシングなど，それぞれに決めら

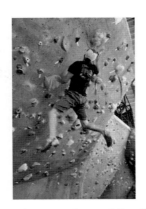

写真1−2　新しいスポーツ（ボルダリング）

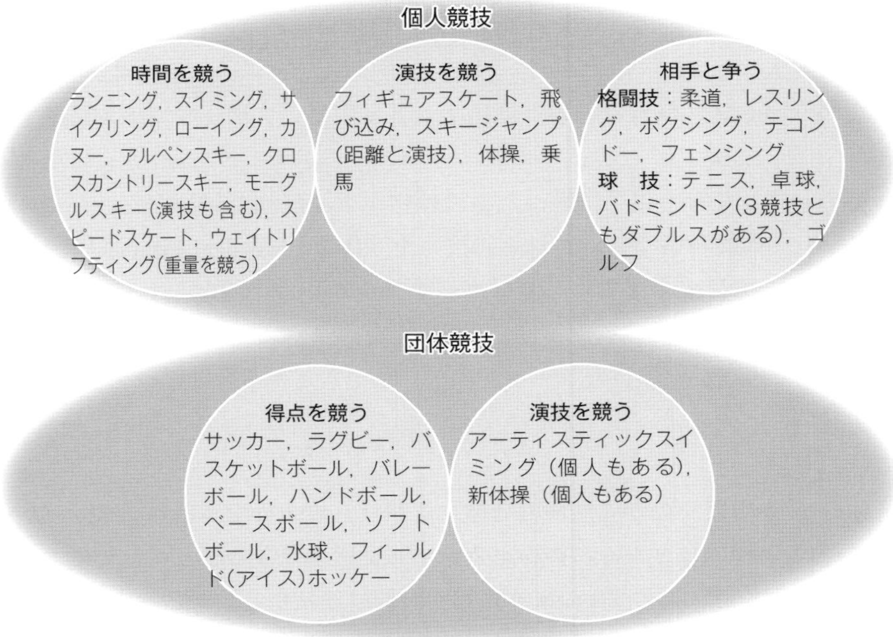

個人競技

時間を競う
ランニング，スイミング，サイクリング，ローイング，カヌー，アルペンスキー，クロスカントリースキー，モーグルスキー(演技も含む)，スピードスケート，ウェイトリフティング(重量を競う)

演技を競う
フィギュアスケート，飛び込み，スキージャンプ（距離と演技），体操，乗馬

相手と争う
格闘技：柔道，レスリング，ボクシング，テコンドー，フェンシング
球　技：テニス，卓球，バドミントン（3競技ともダブルスがある），ゴルフ

団体競技

得点を競う
サッカー，ラグビー，バスケットボール，バレーボール，ハンドボール，ベースボール，ソフトボール，水球，フィールド(アイス)ホッケー

演技を競う
アーティスティックスイミング（個人もある），新体操（個人もある）

図1−1　オリンピックで採用されている代表的なスポーツの競技
（競技種目特有の体力と技術からなる競技力が成績を決める）

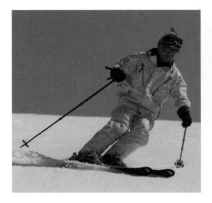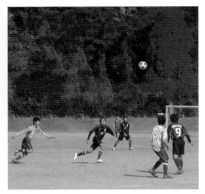

写真1-3　記録を争う個人競技種目（左）と得点を競う団体球技（右）

れたルールにしたがって相手と争う格闘競技種目，サッカー，ラグビー，バスケットボール，ハンドボール，バレーボールなど，ルールにしたがって得点を競う団体球技種目などが，世界中で人気が高いスポーツです（**写真1-3**）.

　いずれにしても，相手に勝つためには相手より優れた競技力が必要です．それぞれの競技種目で要求される競技力を，体力（Physical Fitness）と技術（Skill）とに分けて考えます．例をサッカーの選手について見れば，ダッシュするスピードが速い，後半になってもばてないスタミナがある選手．一方，ドリブルがうまい，正確なコーナーキックができる選手．前者は体力がある"強い選手"，後者は技術が高い"うまい選手"と分けてみると理解しやすいでしょう.

　体力は，からだを動かす筋肉の発揮するパワーの大小で評価します．パワーとは，ある時間内にどのくらいのエネルギーを産生できるかという尺度です．陸上競技のフィールド種目のように短い時間に競技が完結する場合，大きなパワーが発揮できる方が有利です．他方，長距離走種目のように競技が終了するまでに長い時間がかかる場合，中程度のパワーを発揮し続けられるスタミナのある方が有利です.

　このように発揮できるパワーが大きい方が有利ですが，そのとき産生され

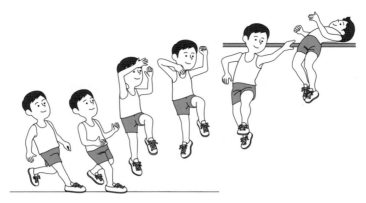

図1-2　高く跳べるように踏み切る

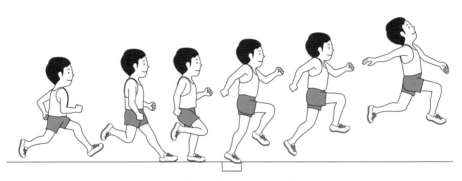

図1-3　遠くへ跳べるように踏み切る

るエネルギーの使い方が“うまい”か“へた”か，で競技成績に違いが生じます．例えば，走り幅跳びや走り高跳びでは，走るエネルギーが大きいほど助走のスピードは速くなります．この走るエネルギーを，踏切のときの力強い脚力によって，望ましい方向へからだを跳び出すように使わなければ距離も高さも延びません（図1-2，図1-3）．

　長距離走種目の5,000 m走は，中程度のパワーを15分間近く発揮し続けなければなりません．確かに，最大酸素摂取量（1分間，体重1 kgあたり最

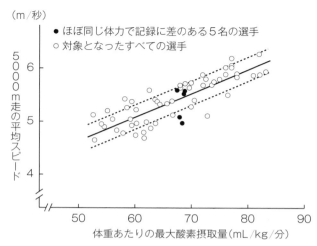

（m／秒）

● ほぼ同じ体力で記録に差のある5名の選手
○ 対象となったすべての選手

5000m走の平均スピード

6

5

4

50　　　60　　　70　　　80　　　90
体重あたりの最大酸素摂取量（mL／kg／分）

図1-4　最大酸素摂取量（体力）の大きい選手の方が5,000m走の記録がよい．しかし，同じ体力を持っていても記録にはかなりの差が見られる（Miyashitaら，1978）

大どのくらいの酸素を取り込むことができるかを表す尺度）が多い選手の方が，たくさんのパワーを発揮し続けられます．実際たくさんの長距離走選手の最大酸素摂取量を測定し，その選手の5,000m走の記録と比べてみると，両者の間には直線関係があるのがわかります（図1-4）．

　ところが，詳しくみると同じ最大酸素摂取量を持っている選手の間で，5,000m走の記録に差があるのがわかります．言い換えれば，同じパワーを発揮し続けられる体力（スタミナ）を持っていても，競技記録に差があるという点です．予想されるのは，エネルギーの使い方に違いがあるという背景です．そこで，5,000mをほぼ同じ記録で走れる2名の選手の中間地点での走る動作を，映像にとらえて分析してみました．

　優れた記録を持つ選手は，脚の蹴り出す方向が水平に近く（31.8度），1歩の歩幅が長く（3.54m），体重の上下動揺が少ないのがわかります（図1-5）．記録の劣る選手は蹴り出す方向が上向きで（34.7度），1歩の歩幅が短く（3.19m），体重の上下動揺が4cmも大きいのです．ですから，速く走るという点から見れば，5,000mを走る間の歩数が多くなり脚の動きのた

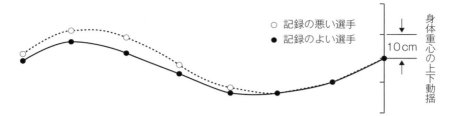

図1-5　同じ最大酸素摂取量を持つ選手に見られる一歩中の体重の上下動揺の差
　　　　（Miyashitaら，1978）

めに余分のエネルギーを使いますし，体重を上下に大きく動かすので，産生
できるエネルギーを無駄に使っているといえます．

　以上のように，短時間で終了する走り幅跳びでも，長時間かかる長距離走
においても，エネルギーを生み出す体力とそのエネルギーを有効に使う技術
の両方が，競技成績を左右する2つの重要な要因といえるのです．

3．スポーツ選手の体力と技術のピラミッド

　アメリカスポーツ医学会は，それぞれのスポーツ・チームに専属の医師の
配置を勧めています．チーム専属医師（Team Physician）と呼ばれ，スポー
ツにかかわる医・科学的な知識を特別に学修する経歴が求められます．日本
では，競技別の連盟あるいは協会ごとに日本を代表するチーム専任の医師を
配置している場合が多く見られます．

　アメリカのチーム専属医師むけに，体力と技術のピラミッドが紹介されて
います（図1-6）．

　基本にあるのが，基礎体力です．選手のからだの基礎をつくるのに欠かせ
ない要件として，よく食べられる，よく眠れる能力などが，あげられています．

　図1-6の2段目にあるのが，それぞれの競技種目に必要とされる体力で
す．ハイ・パワー，ミドル・パワー，ロー・パワー発揮能力と，3つに分け
られます（表1-1）．それぞれ，上肢の方が重要か，下肢の方が重要か，あ

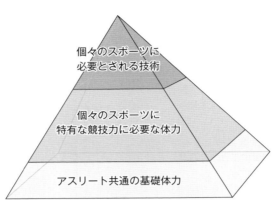

図1-6　競技会に向けて身体的，心理的基盤を最高にするための体力と技術の
ピラミッド（American College of Sports Medicine（2015）より改変）

表1-1　必要とされる発揮パワーと競技種目（Fox, 1979より改変）

発揮パワー	競技種目	ATP再合成機構
ハイ・パワー	投てき，100m走，野球の走塁，テニスのサービス，ゴルフのショット，サッカーのペナルティキック	CP系
ミドル・パワー	200m走，400m走，100m泳，スピードスケート（500m，1,000m）	CP系＋解糖系
	800m走，400m泳，柔道，レスリング，ボクシング（1ラウンド）	解糖系＋酸化系
ロー・パワー	1,500m泳，5,000m走，マラソン，クロスカントリースキー，スピードスケート（10,000m）	酸化系

るいは，上肢と下肢を含む全身が重要か，などで異なります.

　図1-6の最上段は，それぞれの競技種目の求められる高度な技術です.
これらのピラミッドの上に，生理的にも心理的にも充実した選手が誕生する
というのです.

▌1．トレーニングと練習を混同しない

　前章で，スポーツの勝敗を左右する競技力は，体力と技術とから構成され
ると説明しました．体力は，スポーツ実施中に必要とされるエネルギーを産
生できる能力です．他方，技術は，生み出されるエネルギーを動作の目的に
合うように使う能力です．

　トレーニングでも練習でも，からだの動かし方は似ていますが，目的が
違います．体力を増強させるという目的を持つトレーニング（Training）と，
技術を向上させるという目的を持つ練習（Practice）とを，分けて考えるの
が重要です．

　例えば，ボールを投げるのが中心となる競技種目の選手の場合，投げるの
に共同してはたらく筋肉のトレーニングとして，投げるのと類似した動作で
負荷をかけて鍛えます．同じように投げるのにかかわる筋肉を使って，練習
として投げる動作を反復します（写真 2−1）．ですから，目的の違うトレー
ニングと練習とを混同しかねないので，注意が必要なのです．

　スポーツ選手のトレーニングや練習の実践を，英語でワークアウト（Work
Out）といいます．スポーツ選手は目標とする競技会にむけて，年間のスケ
ジュールを立てます．その中身は，1 日の，1 週間の，1 カ月間の，そして，
1 年間の，という期間に分けて細かいワークアウトが計画されるのです．言
い換えれば，どの時期に体力増強のトレーニングを重視するか，あるいは，
技術向上の練習を重視するか，時間配分や重視する内容を決めるのです．こ

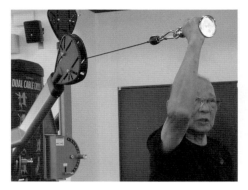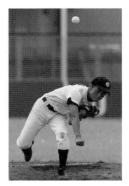

写真2-1　ボールを投げる筋肉を鍛えるトレーニング（左）とボールの投げ方を練習（右）するのは類似している

れを“期分け”（Periodization）といいます．

　まず，選手の性，年齢，経験年数，競技レベルなどを考慮しなければなりません．そして，それぞれの時期に強化する目的を変化させ，選手に長い期間続くワークアウトへの興味を持続させるのに有効なのです．“期分け”については，後の11章で詳しく解説します．

　ここで忘れてはならないのは，休む日をどのように取るかです．疲労は1晩で回復できるとは断定できません．最低でも，強い運動をしないでぶらぶらするような1日（24時間）を，1週間のスケジュールの中に入れる必要があります．

2．体力を増強させるトレーニング

　英語のトレーニング（Training）の動詞トレイン（train）は，仕込む，鍛える，養成する，と訳されています．ですから，ちょっと昔までは，“鍛錬”と訳されていました．しかし，今では片仮名のトレーニングが一般的に使われるようになりました（宮下，2002a）．

　“精神を鍛える”と使われる場合がありますが，ここではトレーニングの目的は，体力を増強させるとします．体力は，運動が必要とするエネルギーを

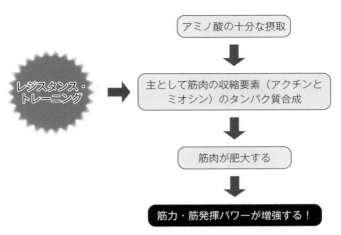

図2-1　レジスタンス・トレーニングの効果（宮下，2018）

産生する能力です．からだを動かすために直接エネルギーを生み出すのは，筋肉です．筋肉はエネルギーを生み出し関節をはさんで骨を動かします．そして，脳・神経系機能が，筋肉の活動をコントロールするのです．

　このように．体力を構成するのは，脳神経・筋系と筋・骨格系が中心になります．加えて，不足するエネルギー源を補給するために，肺・心臓・血管系が関係します．

　短い時間に大きな力を発揮するためには，多量のエネルギーを使いますから，筋肉の大きさがカギを握っています．筋骨隆々と使われるように，大きな力が求められる大相撲の力士や器械体操の選手の筋肉はよく発達しています（図2-1）．

　筋肉に大きな力を発揮できるようにするのを，レジスタンス・トレーニング（Resistance Training）といいます．レジスタンスは抵抗という意味で，重力のかかるウエイト，ゴムやバネの縮む力，電磁ブレーキなどを使ってトレーニングします（写真2-2）．

　一方で，中ぐらいから長い時間エネルギーを使う場合は，運動の強さはそれほど強くありませんから，筋肉はエネルギーを生み出し続けられる大きさがあればすみます．例えば，マラソン選手を見ればわかるように，投てき選

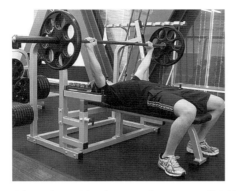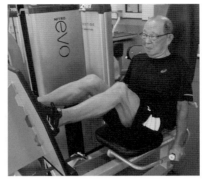

写真2-2　レジスタンス・トレーニングは抵抗のかかる用具を使って行う場合が多い

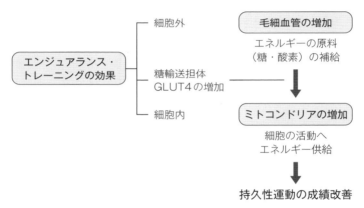

図2-2　エンジュアランス・トレーニングは，毛細血管，糖輸送担体，ミトコンドリアを増加させ，持久性を改善させる（宮下，2013b）

　手に比べ細い筋肉を持っています．ただし，長時間エネルギーを使い続けるので，エネルギー源（グルコース，酸素）を筋肉へ運び込むのにかかわる肺，心臓，血管が重要な役目を果します．このように，酸素を多量に必要としますからエアロビック・トレーニング（Aerobic Training）といわれます．本書では，全身のたくさんの筋肉を長時間反復して活動させるので，エンジュアランス・トレーニング（Endurance Training）と表現します（図2-2）．
　このようなからだの機構から，短い時間の運動では大きな力を発揮する，

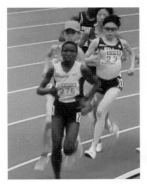
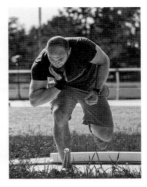

写真2-3　マラソン選手の筋肉はやや細く，投てきの選手の筋肉は太くて大きい

長い時間の運動では弱い力を発揮し続けるので，トレーニングは目標に応じた量のエネルギーを生み出すよう筋肉を活動させます（写真2-3）．その結果として，筋肉はエネルギー源と酸素が不足し，疲れてしまいます．簡略していえば，"トレーニングとは酸素不足との戦い"なのです．

3．技術を向上させる練習

　練習は，英語のプラクティス（Practice），あるいは，ドリル（Drill）と同じ意味を持っています．何度も同じ動作を繰り返し行い，望ましい動作を身につけるよう努力します．

　活動するのは筋肉ですが，練習の場合は，隣り合ういくつかの筋肉が，時間的にも空間的にも同調して活動するように，脳・神経系がコントロールします．そして，行われた動作が，目的に合っているかどうかを確かめます．撮影した映像を再現して自分で確かめたり，指導者からの助言を得たりして，得られた動作のありさまは，脳へフィードバックされます．このフィードバックされた内容から，目的にどの程度合っていたか判断します．この判断に基づいて次の動作を行うときに，修正が加えられるのです（図2-3）．

　このため，エネルギー源が不足する疲労した状態ではなく，ふつうの状態のときに正確な動作を繰り返すのが望ましいのです．疲れた状態では，動作

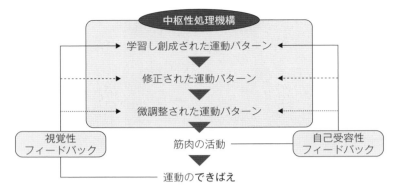

中枢性処理機構

学習し創成された運動パターン

修正された運動パターン

微調整された運動パターン

視覚性
フィードバック

筋肉の活動

自己受容性
フィードバック

運動のできばえ

図2-3　運動の結果（できばえ）は，活動した筋肉からと眼で見た印象から
脳へフィードバックされ，修正されて次の動作に活かされる（宮下，2013b）

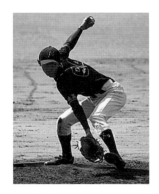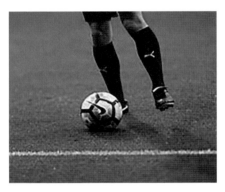

写真2-4　成長期での投げ過ぎは肘や肩関節を傷め（左），サッカーのやりす
ぎは膝関節を傷める（右）

が乱れる可能性が高くなるからです．ですから，練習では疲労に陥らないよ
うに，適当な休息を間にはさんで動作を繰り返えします．

　特に，成長期にあるスポーツ選手が練習に励み過ぎて，野球選手では未成
熟な肘や肩関節，サッカー選手では未成熟な膝関節に，頻繁に障害の発生す
る事例が報告されています（写真2-4）．ようやく最近になって，医学会や
競技団体関係者が，注意を呼び掛けるようになりました．

③章 運動を生み出す筋肉

▌1．筋肉は収縮して力を発揮する

　からだを動かすのに直接かかわるのは，筋線維（細胞）です．筋線維は，筋原線維が詰まったサルコメア（筋節）が連結してできています．サルコメアには，太いミオシン・フィラメント（Myosin Filament）と細いアクチン・フィラメント（Actin Filament）というタンパク質が，交互に規則正しく並んでいます．細胞内にある ATP が分解してエネルギーを放出して，ミオシ

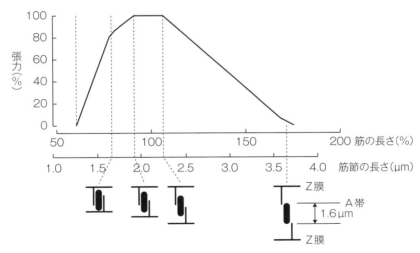

図3-1　筋原線維の重なり合い（筋肉の長さ）と発揮される力
　　　　（Gordonら，1966より改変）

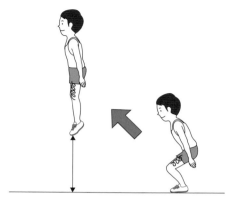

図3-2　股関節，膝関節，足関節が適度に曲がっている方が，
主動筋群の筋原線維の重なり具合がよく，高く跳べる

ン・フィラメントとアクチン・フィラメントが互いに滑り込むように収縮します．ですから，筋肉の長さが長すぎたり，短すぎたりすると，ミオシン・フィラメントとアクチン・フィラメントとの重なり合いが違って，収縮する力に影響します（図3-1）．

　例えば，手のひらでダンベルを持って肘を曲げるとき，肘が伸びすぎたり，曲げすぎたりした状態では，大きな力を発揮できません．肘を90度から120度に曲げた状態のとき，もっとも強い力を発揮できるのです．

　同じように，跳び上がる動作でも，膝と腰を曲げすぎたり，膝を伸ばしすぎて腰が高くなったりした姿勢では，高く跳び上がれません．だれでも経験的に知っているように，ちょうどよい角度に膝と腰を曲げた姿勢から跳び上がります（図3-2）．

▌2．筋肉の収縮様式と発揮される力

　前に述べたように，筋肉が力を発揮するのは，ミオシン・フィラメントとアクチン・フィラメントとが互いに滑り込むようにして行われます．実際には，2つのフィラメントが滑り込むように動く場合と，逆に離されないよう

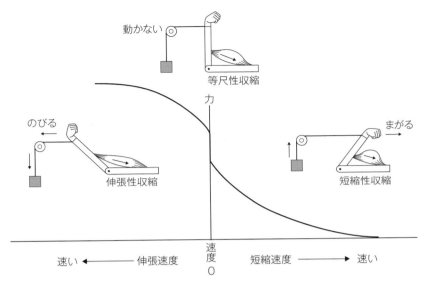

図3-3　筋肉の収縮様式（短縮性，等尺性，伸張性）と発揮できる力（Hill，1922より改変）

に縮もうと動く場合があります.

　前者は手に持ったものを，肘を曲げながら持ち上げる場合で，肘関節屈筋群（主として上腕二頭筋）の短縮性（コンセントリック：Concentric）収縮と呼ばれます．後者は手に持ったものを，肘を伸ばしながらゆっくり下す場合で，肘関節屈筋群の伸張性（エクセントリック：Eccentric）収縮と呼ばれます．他に，動かない棒を手に握って肘を曲げようとする場合は，等尺性（アイソメトリック：Isometric）収縮と呼ばれます.

　短縮性収縮の場合は，短くなる速度が速くなると発揮できる力は弱くなります．伸長性収縮の場合は，伸ばされる速度が遅いときは速度が速くなると発揮される力はやや強くなりますが，それ以上速くなると発揮できる力は変わりません．また，等尺性収縮の場合は，曲げようとするときよりも，伸ばされないように力を発揮するときの方が強くなります（図3-3）.

3．筋肉の増強

1）成長にともなう筋力の増強

　筋肉を構成する筋線維は，生後成長にともなって，横方向（太さ）と縦方向（長さ）に大きくなっていきます．これを筋肥大（Hypertrophy）といいます．マウスの観察から，筋線維の太さの増加は，筋原線維の肥大と分裂によって起こるとされています．筋原線維の太さには限界があって，一定の太さになると分裂して数を増やしていきます．成長にともなっての筋線維の長さの増加は，筋節の数が増えて起こります．

　以上のように，成長にともなって筋線維は肥大し，筋肉が発揮する力やパワーが増強していきます．筋力の増加は，10 歳未満では比較的緩やかですが，12 歳ころから急激に増大します．筋力の発達には性ホルモンのはたらきが強く影響しますから，13〜14 歳ごろには男女差が広がります（図 3-4）．そして，女子では 15 歳ごろにはピークに達してしまいます．

　動的な筋力発揮能力である筋パワーも，筋力とほぼ同じような成長にともなう増加傾向を示します（図 3-4）．

2）トレーニングによる筋肉の増強

　筋肉の増強は，オーバーロードの原則にしたがうといわれてきました．筋力を増強するためのトレーニングでは，効果を生み出すために絶えず一定水準の負荷（抵抗）を超えなければなりません．オーバーロードのロードとは，効果をもたらす最低の負荷，あるいは，収縮する力の水準を指す言葉です．

　アメリカスポーツ医学会が提示した，初心者や中程度の鍛錬者向けの筋肥大や筋力増強をもたらす標準的な筋力トレーニングは，1 RM の 70〜80 ％の重量で，8〜12 回反復，1〜3 セットです．鍛錬者向けには，1 RM の 70〜100 ％の重量で，1〜12 回反復，3〜6 セットです．

　しかし，Duchateau ら（2021）は，1 RM の 50 ％以下の負荷でも血流を阻止した状態（例：加圧トレーニング）では，筋力増強，筋肥大の効果があるという研究報告は無視できないので，筋力トレーニングの新しい考え方を提

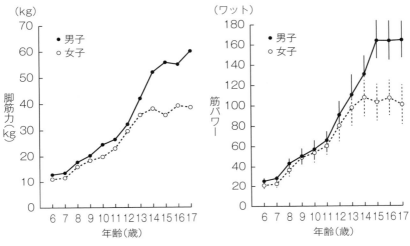

図3-4　成長にともなう筋力と筋パワーの発達（金子，1974より改変）

案しました.

　彼らの提案した方式は，"3/7方式" と名づけています．実施した動作はベンチプレスです．15秒という短い間隔をおいて5セット行います．負荷重量は1RMの70%，1セット目は3回反復，セットごとに1回増やして，5セット目は7回反復します．この方式のトレーニングを，週2回の頻度で12週間実施しました.

　その効果を，従来から行われてきた古典的トレーニング結果と比較しています．古典的方式のトレーニングとは，2分30秒というやや長い間隔をおいて4セット，1セット6回反復するという方法です．"3/7方式" と同じように，週2回の頻度で12週間後の結果と比較されています．1RMでは29.8%対21.8%，等尺性筋力では22.4%対9.9%と，3/7方式の方が有意に増加したと報告しています．そこで，古典的方式のトレーニング負荷を2倍にしたときはどうなるか，調べています．すなわち，6回反復の4セットを，6回反復の8セットとしてトレーニングしたのです．その結果，1RMの重量は35.9%へと "3/7方式" に比べ有意に増加しました．しかし，最大筋力は25.5%対22.4%と差は見られませんでした.

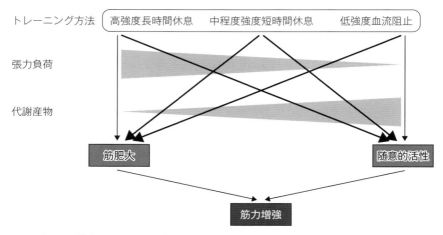

図3-5　筋力トレーニングの新しい提案（Duchateauら，2021より改変）
図中の網の部分は影響の強さを示し，矢印の線の太さは効果の強さを示す

　「運動に対する神経筋系機能の適応は，実施する人の年齢，性，トレーニング状況，トレーニング経歴，運動量，週あたりの回数，対象とする筋肉などによって異なる.」とDuchateauら（2021）は述べ，個人差が存在するので，ある方法がすべての人に適合するとはいえないとして，図3-5を提案しました.

　筋力増強は，筋肥大と神経系の随意的活性がもたらしますが，それらは運動がもたらす張力負荷（重量）の大きさと，運動によって生じる代謝産物（代謝ストレス）が影響すると2つの要因に分けています. そして，張力負荷の大きさと代謝産物の量は，トレーニングの形式によって異なることを図示しました.

　高強度の負荷で運動間隔が短ければ，代謝産物は少なく筋肥大への効果は薄くなります. しかし，随意的活性は高まり筋力は増強されます. 他方，低強度の負荷で血流を阻止すれば，随意的活性の高まりは少なくなります. しかし，代謝産物は多くなり筋肥大をもたらし筋力は増強されます. そして，短い間隔で中程度の負荷での筋力トレーニングは，筋肥大をもたらし，神経系の随意的活性を高め，筋力は増強されるという仮説を提示しました.

ボディビルダーのように全身の筋肉を肥大させるのか，ボールゲームの選手のように力強い素早い筋力発揮能力を高めるのか，といった筋力トレーニングの目的に応じて，負荷重量，反復回数，休息時間を選択すべきだという新しい提案です．トレーニング指導をする対象者の特性と目的に応じて，トレーニングのプログラムを作成する必要性が求められるのです．

▌4．筋肉の減弱

1）不活動がもたらす筋肉の低下

骨折で関節をギプスで固定され，2〜3週間経過すると関節回りの筋肉が萎縮し筋力が低下するのは，経験的に知っているでしょう．23歳のアメリカン・フットボールの選手が右膝関節の側副靱帯を断裂し，修復手術が行われました．手術後に膝関節はギプスで固定されました．

手術前と手術14週間後，バイオプシー（生検）で膝伸展筋の筋線維組成が調べられました．筋線維の横断面積を比べると，手術前には太く見られた速筋線維のタイプⅡ線維は，手術14週間後には，明らかに萎縮しているのが見られました．このため，ももの太さは細くなり，膝伸展筋力は明らかに低下していたのです（武藤，1986）．

以上のように，大病を患い入院してベッドで寝たままでいると，全身の筋肉が衰え数週間も過ぎれば自力で移動できなくなってしまいます．筋肉は定期的に活動しないと，力を発揮する能力を維持できないのです．

重力がほとんどゼロである宇宙船内に滞在すると，からだを動かすために筋肉は大きな力を発揮する必要がなくなり，全身の筋肉が衰え筋力が低下してしまいます．ですから，重力のある地球上に戻ってきた宇宙飛行士は独りで立って歩けなくなってしまいます．例えば，日本人宇宙飛行士が3週間宇宙に滞在したとき，筋量は1日につき3％減少すると報告されています（Akimaら，2000）．

その後，2016年に宇宙に115日間滞在した日本人宇宙飛行士は，次のように述べています．「宇宙は重力がないので，体がどんどん弱くなっていき

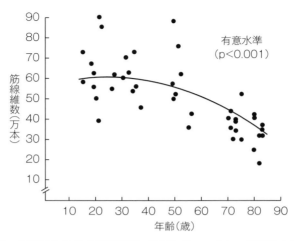

図3-6　加齢にともなう筋線維数の減少（Lexell ら，1988 より改変）

ます．骨や筋肉が衰えるのを防ぐため，毎日 2 時間近く運動していました．
（中略）微少重力下で負荷をつくり出す特殊なトレーニング機器があります．
設定を変えればいろいろな筋肉が鍛えられ，運動さえしていれば，ほとんど
低下させずに地球に帰って来られるようになりました.」（朝日新聞 2021 年
2 月 23 日）．重量がほとんどない宇宙では，負荷に抵抗して運動しなければ
筋力は低下し，抵抗に抗して力を発揮すれば筋力の低下を防げるのです．

2）老化がもたらす筋肉の低下

　Lexell ら（1988）は，特別な病気を持たない健常者が事故で死亡した後，
大腿の筋肉（外側広筋）の筋線維数を採取（オートプシー）し調べて報告して
います．15 歳から 83 歳で死亡した死体の 43 個のサンプルでは，個人差は
大きいものの 20 歳代では平均 65 万本の筋線維がありますが，50 歳代まで
徐々に減少し，60 歳代から急激に減少し，80 歳では 20 歳代に比べ 39％減
少すると報告されています（図3-6）．

　「最近の医学的映像撮影技術によって，加齢にともなう筋肉の量とサイズ
で，死体で見られた傾向と同じような筋線維数の減少が，生体について確認

されています.」と述べ，Wu ら（2020）はいくつかの文献を以下のように紹介しています．例えば，18歳から88歳の268名の男性，200名の女性の全身の MRI を撮影して，50年間に女性よりも男性の筋量の減少が大きいと報告されています．10年間に上肢は男性で 0.29 kg の減少，女性で 0.19 kg の減少であったのに比べ，下肢は男性で 0.63 kg の減少，女性で 0.49 kg の減少であったといいます．同様に，若者に比べ成人では，大腿四頭筋で26％，腓腹筋で28％それぞれ減少すると報告されています．また，CT 検査によって，大腿四頭筋，足底屈筋，肘屈曲筋の解剖学的横断面積について，超音波検査によって，大腿四頭筋，腓腹筋についても同様な結果が報告されています．

　以上のように，筋量の減少と筋力の低下は，老化にともなって60歳ころから顕著になりますが，この症状をサルコペニアと呼びます．サルコペニアの進行には，たくさんの要因が関与していますが，直接の要因は身体活動量の減少と栄養摂取がかかわる筋タンパク質合成の減損です．Dickinson ら（2013）は，それまでの研究報告から，適切な栄養摂取と運動実践が加齢にともなうタンパク質合成の減損を回復させ，サルコペニアの進行を抑えると結論づけています．

▌5．筋活動とマイオカイン

　約10年前に，収縮する骨格筋から生み出され遊離される，代謝機能に大きく影響するホルモン様物質（一種のサイトカイン）が同定されました．サイトカイン（Cytokine）は，細胞（cyto）と作用する（kine）から合成された言葉です．細胞で合成，分泌され，血液を介して拡散し，特定の細胞の受容体と結合しその細胞のはたらきを制御する物質です．数100種類以上ありますが，その中でよく知られているのが，ウイルスの増殖を阻害するインターフェロンです．インターフェロンからの信号を受け取ると，血液中のマクロファージが増え炎症を抑えるように作用します．

　また別に，細胞の増殖促進因子や増殖抑制因子としてはたらくのは，イン

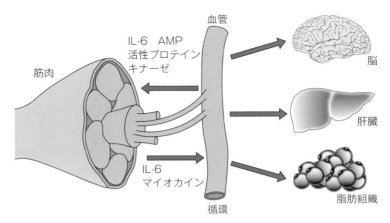

図3-7　筋活動とマイオカイン（Pedersen，2011より改変）

ターロイキン（IL）で，IL-1からIL-36まで知られています．これらのうち血中のIL-6は運動中に急増し，骨格筋中のメッセンジャーRNA（mRNA）を増加させます．そして，がん細胞の増殖を抑えるなどの作用を及ぼすと同時に，脳，肝臓，脂肪組織へ影響します．IL-15は，骨格筋で発現し，骨格筋での同化作用を促進させます．他方で，脂肪組織を減少させるといいます．

　骨格筋はからだの中でもっとも大きい組織ですから，収縮する骨格筋がサイトカインを生みだす臓器であるという発見は，骨格筋の内分泌器官であるという新しいパラダイムを切り開いたことになります．そこで，筋線維から生み出されるサイトカインとその他の数個のタンパク質が結合したペプチドは，マイオカインとして分離すべきであるとPedersen（2011）は提案しました（図3-7）．マイオカインとは，Myo（筋肉）とKine（作動物質）とを組み合わせた造語です．筋肉の遊離するホルモン様物質は複数あるのは明らかですが，詳しい作用機序は不明です．しかし，Pedersen（2011）が，「筋肉はサイトカインを生み出す器官として独立したものである」，と提案したのは画期的です．

　「骨格筋は運動器や感覚器の役割を担うだけでなく，さまざまな物質を介して全身の器官を調節するネットワークの要となっている．」「骨格筋は，身

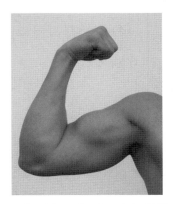

写真3-1　動かさなければ細くなるが，強い力を発揮していれば太くなる筋肉

体の宝物として誰もが求める貴重な存在である.」と定本（2014）は述べてい
ます．このように，筋肉が身体運動を発現するだけではなく，平衡してホル
モン様物質を分泌してからだのさまざまな臓器のはたらきを制御していると
いう事実を再考すべきだと思います.

4章 エネルギーを補給し続けられる から，からだは動き続けられる

1．エネルギーの通貨：ATP

　人間を含め動物は，呼吸をして酸素（O_2）を消費し，食べて吸収した有機物（炭水化物，脂肪，タンパク質）を分解し，二酸化炭素（CO_2）と水（H_2O）を発生させエネルギーを放出します．

$$有機物 + O_2 \quad \rightarrow \quad CO_2 + H_2O + エネルギー$$

　このエネルギーは，ATPという化学物質に移されます．ATPは，アデノシン三リン酸（Adenosine Triphosphate）の略字です．ATPは充電された電池のようなもので，有機物に含まれるエネルギーがATPのエネルギーに移し換えられるのです（萩原，2002）．この電池のエネルギーによって，からだを動かしたり，体内でタンパク質を合成したり，神経に電気を流したり，しているのです．ですから，ATPは，からだの中の「エネルギーの通貨」と呼ばれます．

　ATPは，3個あるリン酸を1個切り離し，ADP（アデノシン二リン酸）とリン酸（Pi）とに分解されるとき，エネルギーが放出されます．

$$ATP \rightarrow ADP + Pi + エネルギー$$

　以上のように，有機物と酸素からATPのエネルギーを得るのをエネルギー獲得代謝，ATPを分解してエネルギーを使うのをエネルギー利用代謝と呼びます（図4−1）．この2つの代謝が，絶えず並行して行われ，私たちは運動したり，体内の機能を活動させたりして，生命を維持しているのです．

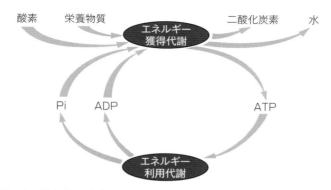

図4-1　私たちのからだでは，エネルギー獲得代謝と利用代謝とが
同時並行して行われている（宮下，1980a）

▌2．エネルギーを補給する仕組み

　ミオシン・フィラメントとアクチン・フィラメントとが結びつく力は，筋
細胞内にある ATP が分解して放出されるエネルギーを使います．しかし，
筋細胞内にある ATP の量はわずかで，たくさん使えば数秒間で無くなって
しまいます．そこで，同じ細胞内にあるクレアチンリン酸（CP：Creatine
Phosphate）が分解して放出されるエネルギーを使って，ADP から ATP を
再合成します．このエネルギーを補給する仕組みを，CP 系機構と呼びます
（図4-2）．全力で力を発揮しているとき，10 秒を過ぎると一瞬力尽きてし
まうのを経験したことがあるでしょう．筋肉内にある ATP と CP を使い切っ
てしまうからです．

　次に，細胞内にあるグルコースがピルビン酸にまで分解する過程で，エネ
ルギーを放出して ADP から ATP が再合成されます．このエネルギーを補給
する仕組みを，解糖系機構と呼びます．酸素を使わずエネルギーを放出でき
ますが，同時にたくさん放出できる時間は 30 秒間程度です．

　ピルビン酸は，アセチル CoA となってミトコンドリアへ運び込まれて，
TCA 回路，そして，電子伝達系で酸素を使って分解され，最終的に二酸化
炭素と水に分解されます．この過程で放出されるエネルギーを使って ADP

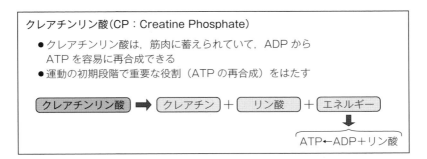

図4-2　運動の初期にATPの再合成のエネルギーを供給するクレアチンリン酸

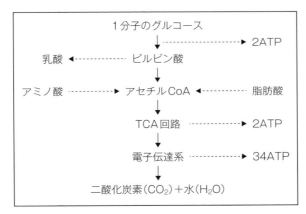

図4-3　解糖系と酸化系のエネルギー供給（ATP再合成）機構

からATPが再合成されます．この仕組みは，酸素を使って分解されるので酸化系機構と呼びます（図4-3，図4-4）．

　前に説明したように，エネルギー獲得代謝に利用される体外から摂取する有機物は，炭水化物，脂肪，タンパク質です（図4-2参照）．炭水化物はグルコースとなって，ピルビン酸，アセチルCoAへ分解されます．他方，脂肪とタンパク質は分解されアセチルCoAとなって，TCA回路へ入り酸化されエネルギーを産生します．

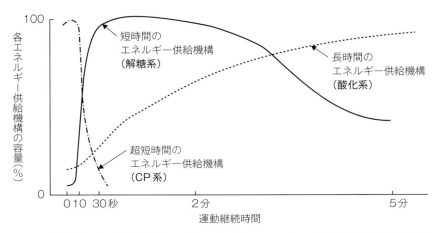

図4-4　運動を始めてから継続する時間にともなってエネルギー供給機構がもたらす割合は，CP系，解糖系，酸化系の順に異なってきます（McArdleら，1994より改変）

3. 乳酸が発生する背景と影響

　短時間内に多量のグリコーゲンが分解されると，酸化できないピルビン酸は乳酸になります．細胞内に溜まった乳酸は血液によって，外へ出ていきます．その結果，血液中の乳酸濃度が高まります．全身をめぐる血液中の乳酸濃度の高まりは，心臓や肺のはたらきを盛んにさせるように作用します．そのため，呼吸がハアハアと激しくなり，心臓はドキドキと拍動が大きくなります．結果的に細胞内に運び込まれる酸素の量が増えるのです．

　乳酸が生成される量は，運動の強さによります．強さが弱いときは，増加した血中乳酸濃度は，運動中一定の値に保たれます．ある一定以上の運動の強さを越えると，血中乳酸濃度は運動中しだいに増加していくのです（図4-5）．

　グルコースがピルビン酸に分解し，ピルビン酸がアセチルCoAとなって，TCA回路，電子伝達系を経て，二酸化炭素と水にまで分解されて，ADPからATPを再合成するためには，グルコースと酸素が十分補給されなければなりません．そのために，筋線維の間へ入り込む毛細血管が増え，血中から

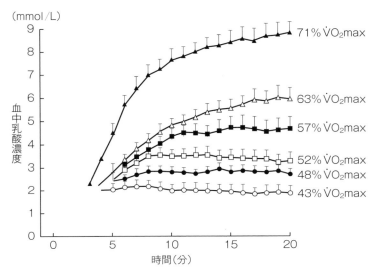

図4-5　いろいろな運動強度での運動中の血中乳酸濃度の変化
（Scheenら，1981より改変）

グルコースを細胞内へ運ぶ糖輸送担体が増え，さらに酸化反応が行われるミ
トコンドリアの数が増えるという変化が，長時間運動を続けるのに有利な条
件となります．このような変化をもたらすのが，エンジュアランス・トレー
ニングなのです（図2-2，p12参照）．

4．3種類の筋線維のはたらき

　筋肉を構成する筋線維は，タイプⅠ線維とタイプⅡ線維の2つに分類され
ます（図4-6）．タイプⅠ線維は，収縮して発揮する力は弱く，長く続きます．
対照的に，タイプⅡ線維は，収縮して発揮する力は強いのですが，すぐに疲
れてしまいます．
　タイプⅡ線維は，タイプⅡa線維とタイプⅡx線維とに分けられます．タ
イプⅡa線維は，発揮できる力は強く，長続きします．タイプⅡx線維は，
発揮できる力は強いのですが，すぐに疲れてしまいます．上記の3種類の特

短距離選手　　　　　　　　　　　マラソン選手

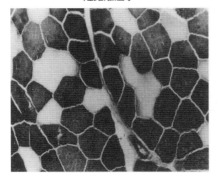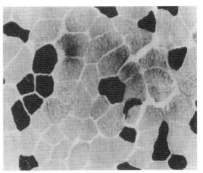

図4-6　太ももの筋線維（黒く見えるのがタイプⅡ線維）

表4-1　筋線維の種類とATP再合成機構（SchiaffinoとReggiani，2010より改変）

筋線維の種類	ATP再合成機構	収縮特性
タイプⅠ線維	酸化系	発揮できる力は小さいが長続きする
タイプⅡa線維	解糖系＋酸化系	発揮できる力は大きく長続きする
タイプⅡ×線維	CP系＋解糖系	発揮できる力は大きいがすぐ疲れる

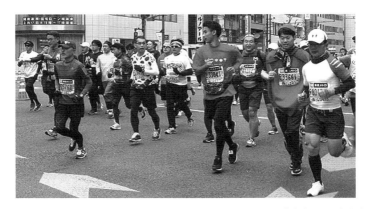

写真4-1　市民マラソン大会：マイペースでランニングを楽しむ人たち

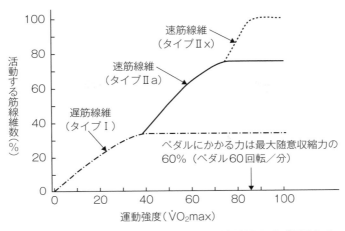

図4-7　運動強度に応じて，動員される筋線維タイプが増える
　　　　（Sale，1987より改変）

性は，ATP再合成の機構の違いからもたらされます（表4-1）.

　これら3種類の筋線維は，行う運動の強さに応じて順番にはたらきに参加します．これは"動員の順序"と呼ばれ，本人の意思によってどの筋線維をはたらかせるかは選択できません．遂行しようと思う運動の強さが強くなるにしたがって，タイプⅠ線維，タイプⅡa線維，タイプⅡx線維と順序よく活動に参加してくるのです（図4-7）.

5章 運動の強さの測り方

┃1. 運動に必要なATPについての復習

　からだの中の細胞，器官，組織などの生命活動に使われるすべてのエネルギーは，アデノシン三リン酸（ATP）が分解するときに産生されます．ですから，ATPはからだの中の"エネルギーの通貨"と呼ばれるのは，前に解説しました（4章1，27頁参照）．

　ATPは細胞内にはわずかしか存在しません．そこで，運動を続けるためにはATPが合成される必要があります．ATPが合成されるときのエネルギーは，次の3つの機構から供給されるのは前に説明しました（4章2，28〜29頁参照）．

- ●CP系（非乳酸性と呼ばれてきた）機構：CP（クレアチンリン酸）の分解によってエネルギーが産生されます．CPも，細胞内にはわずかしか存在しません．
- ●解糖系（乳酸性と呼ばれてきた）機構：グルコースがピルビン酸へと分解される過程でエネルギーが産生されます．ピルビン酸は酸素が使われない場合は乳酸となります．そのため筋肉中や血液中に乳酸が溜まり始めます．グルコースも細胞には，限られた量しか存在しません．
- ●酸化系（有酸素性と呼ばれてきた）機構：ピルビン酸，あるいは，脂肪酸やアミノ酸がアセチルCoAとなって，TCA回路と電子伝達系でエネルギーを供給し続けます．

　CP系と解糖系の源となるクレアチンリン酸とグルコースの細胞内の存在

量は有限で，使い切ればそれ以上エネルギーの供給はできません．酸化系では，使われるエネルギー源の量よりも，酸素運搬系システムが制限因子となります．体外から取り込まれた酸素は，肺で血液に入り，心臓の力によって細胞まで運ばれていきます．それぞれの器官の大きさや機能のはたらきによって，運ばれてくる酸素の量は制限されます．それらは，心臓が拍出する血液の量，筋肉内の毛細血管の数，筋細胞における酸化酵素の活性度などです．そのため，酸化系エネルギー供給機構は，酸素摂取量の最大値である最大酸素摂取量が限界となり，それ以上のエネルギーを供給できないのです．最大酸素摂取量を持続できるのは1〜2分間です．

　わかりやすくいえば，エネルギーの持続時間は限られますから，必要とするエネルギー量によって，運動を続けられる時間は，限られているのです．

■ 2．メッツと最大酸素摂取量

　運動の強さは，歩くとか，走るとか多くの人ができる場合，わかりやすく"ゆっくり歩く"，"ゆっくり走る"，あるいは，"速く歩く"，"速く走る"と表現されます．数値としては，次のように表します．

- ●1分間に60 m "ゆっくり歩く" 平均スピードは，1.0 m／秒
- ●1時間に5 km "やや速く歩く" 平均スピードは，1.39 m／秒

　平均スピードが大きければ，歩く運動の強さは大きくなります．このように数値で表すには，歩く距離と時間を測るという手間がかかります．

　また，スピードという尺度では，歩くときと，走るときのどちらの方が運動の強さが大きいのか比べられません．そこで，運動の強さを表す尺度として，メッツ（METs）という言葉が，健康づくりの現場で使われています．「ふつうの速さで歩くのは，3メッツに相当する」という使われ方です．

　メッツは，安静にしているときを基準とした尺度です．しかし，いきなり3メッツといわれても，ふつうの人には理解できません．「安静時に消費する酸素量の3倍の酸素を消費する運動である」と説明を加えればわかりやすいでしょう．

表5-1　歩くと走るときのメッツ（Barbaraら，2000より改変）

ウォーキング	メッツ	ランニング	メッツ
ゆっくり歩く(時速3.2km)	2.0	時速　8km(12分間)	8.0
家の周囲を歩く	2.5	時速9.6km(10分間)	10.0
犬と散歩	3.0	時速 12km(8分間)	12.5
速く歩く(時速6km)	5.0	時速 16km(6分間)	16.0

　このように，メッツという尺度は，安静時に消費するエネルギー（酸素消費量）を基準としています．この場合も，安静時や運動中の酸素消費量を測定するという手続きが必要となります．そこで，一般の人が目安にできるように，アメリカスポーツ医学会ではたくさんの文献から，さまざまな運動についてメッツの値が公表されています（**表5-1**）．この表の値を基準にして，いろいろな運動の強さが，表されているのです．

　メッツという尺度は，安静時に消費するエネルギーを基準としていますから，個人の中では運動の強さを比較できます．しかし，別々の人の間では，運動の強さを比較できません．エネルギーを消費できる能力には，人によって違いがあるからです．

　そこで，安静時ではなく，最高にエネルギーを使える能力を基準にする相対的尺度が用いられます．運動は，エネルギー獲得代謝と利用代謝とが同時並行して行われていることは，すでに説明しました（4章1，27頁参照）．そのエネルギー獲得代謝である，有機物と酸素とが反応して生み出されるエネルギーを最大に使える能力を基準にするのです．最大酸素摂取量（$\dot{V}O_2max$：maximal oxygen uptake）といいます．

　トレッドミル上を歩く，走る，あるいは，自転車エルゴメータこぎを，できなくなるまで行うときに得られる酸素摂取量の最大値です．この最大値に対して何％に相当する酸素を消費するのかで，相対的な運動の強さ（%$\dot{V}O_2max$）を表すのです．しかし，最大酸素摂取量の測定は，高価な機器や熟練した測定者が必要となりますので，限られた施設でしか行われていません．

表5-2　主観的運動強度（ボルグのスケール）
（小野寺と宮下，1976）

	日本語	英　語
20		
19	非常にきつい	very very hard
18		
17	かなりきつい	very hard
16		
15	きつい	hard
14		
13	ややきつい	somewhat hard
12		
11	楽である	fairly light
10		
9	かなり楽である	very light
8		
7	非常に楽である	very very light
6		

　以上のように，運動の強さを評価する尺度のメッツや最大酸素摂取量は正確な値ですが測定は困難です．そこで，だれでも使える“主観的運動強度”が，広く用いられています．“非常にきつい”，“きつい”などと表現されるボルグ（Borg）のスケールです（表5-2）．自分が運動するとき，どの程度の努力をはらっているのか主観的な感覚を数値で表します．運動が“楽である”11なのか，“ややきつい”13なのか，数値に置き換えて使います．慣れてくれば，運動の強さをかなり正確に表せます．

3．臨界パワーという考え方

　自転車エルゴメータのペダルにかかる抵抗を一定にして，4段階に分けた回転数でこげなくなるまで，こぐテストが行われました．そして，全力で努力するときの，こぎ続けられなくなるまでの時間が測定されたのです．抵抗が一定ですから，時間あたりの回転数が多い“速く”ペダルをこぐときに発揮されるパワーは大きく，回転数が少ない“ゆっくり”こぐときは発揮され

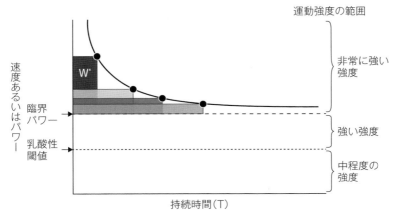

図5-1　発揮パワーと継続時間とから得られた双曲線とその漸近線（臨界パワー）（Pooleら，2015より改変）

るパワーは小さくなります．この発揮されるパワーとペダルをこぎ続けなくなるまでの時間との間には，双曲線関係がありました（**図5-1**）.

　この双曲線の漸近線にあたるパワー値を，"臨界パワー"と名づけられたのです．この"臨界パワー"以上のパワーを発揮し運動を続けられる時間には，限界があるのです．

　当然ですが，トップレベルのスポーツ選手の"臨界パワー"は，ふつうのスポーツ選手より大きく，よく運動している人の方が，運動をあまりしない人に比べて大きくなります．

　また，CP系と解糖系エネルギー供給機構が主役をはたす瞬発性の運動能力に優れた人は，継続時間の短いときに大きなパワーを発揮できます．対照的に，酸化系エネルギー供給機構が主役をはたす持久性の運動能力に優れた人は，継続時間の長いときに大きなパワーが発揮できます．

4．3つの運動の強さ

　臨界パワーという考え方を提案した Poole（2015）は，運動強度の範囲を3つに分けました．"臨界パワー" 以上のパワーを発揮する運動を，severe と表現しています．次に "臨界パワー" より小さく，血中乳酸濃度が急激に増加するパワーを "乳酸性閾値" とします．そして，この2つの間のパワーを発揮する運動を，heavy と表現しています．さらに，安静時に消費する酸素消費量に相当するパワーを，もっとも小さいパワーの値とします．そして，その間のパワーを発揮する運動を，moderate と表現しているのです．前述したボルグのスケールの表現を当てはめると，表5-3 のようになります．

表5-3　運動の強さの分類（Poole ら，2015 より改変）

●severe	非常に強い強度の運動	："かなりきつい"，"非常にきつい"
●heavy	強い強度の運動	："ややきつい"，"きつい"
●moderate	中程度の強度の運動	："かなり楽である"，"楽である"

　運動する目的が異なる人が，選択した方がよい強度の運動は次のようになります．
- トップレベルのスポーツ選手を目指す人は，"非常に強い強度" の運動に励む
- 市民ランナーやマスターズ大会へ参加しよう，あるいは，高所登山へ挑戦しようとする人は，"強い強度" の運動をする
- 健康の保持，介護予防のために運動しようとする人は，"中程度の強度" の運動を実施する

　ここで紹介した双曲線や "臨界パワー" を個人個人に提示するには，測定を繰り返さなければできません．ですから，運動を実践する人は，運動の強さがどのような基準で分けられるのかその背景を理解して，ボルグのスケール（主観的運動強度）に基づいて選択する方が便利です．

　いずれにしても，運動の強さをエネルギーにかかわる生理学的指標（安静

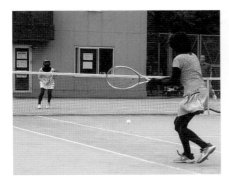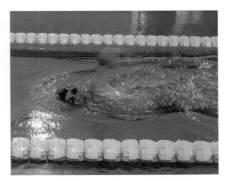

写真5-1　ふつうの人たちは，健康保持のためにテニスをしたり泳いだりする

時酸素摂取量，乳酸性閾値，最大酸素摂取量，最大酸素借（後述，6章3，48〜49頁参照））などを基盤にしてつくられた区分をよく理解して，トレーニングに活かして欲しいのです．

6章 高強度インターバル・トレーニング

1. これまで行われてきたトレーニング

　プロ野球選手の行うプレ・シーズンでのトレーニング風景をテレビ中継で見ると，一斉に並んでグラウンドをランニングする様子がよく映ります．これを真似るのでしょうか，少年野球チームや高校野球チームも，学校の周辺を3〜5kmぐらい走っています．

　「春先に走り込むと夏もバテない」という話を聞きますが，野球選手にとって中・長距離をランニングするのは，競技力向上に役立つトレーニングにあたるのでしょうか．それよりも，ランニングでからだを温め，ストレッチング・エクササイズをして，投打の練習を始める準備をしているように思われます（写真6-1）．

　野球ではベース一周が15秒以下ですし，外野手が打たれたボールを捕球するために走る時間はせいぜい10秒です．ですから，野球選手に必要な走る能力は，スプリント，あるいは，ダッシュです．スプリント，あるいは，ダッシュの反復は，トレーニングとして重要です．

　また，スローイングやバッティングに主要なはたらきをする筋肉を，特別に鍛えるトレーニングは重要です．最近では，高校野球の選手たちも高学年になるにしたがって，筋肉を鍛えるようになってきました．その結果，野手からの返球のスピードが速くなりました．投手の球速も，時速140〜150kmに達しています．また，バッティングでもホームランを打つ選手が増えたのも確かです．

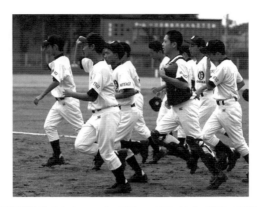

写真6-1　野球選手のトレーニングは，一斉に並んで長い距離を走るより，
スプリントやダッシュの繰り返しが重要

　このように野球選手のトレーニングの例を紹介しましたが，一般的に行われてきたトレーニングは，大きく分けると次のようになります.

- ●中・長距離を一定スピードで走るエンジュアランス・トレーニング
- ●短距離を速く走るのを反復するインターバル・トレーニング
- ●筋肉を鍛えるレジスタンス・トレーニング

　以上の3つのトレーニングは，ATP再合成機構の向上から見ると，対象とする筋線維タイプは次のように分類されます.

- ●エンジュアランス・トレーニングは，酸化系機構でタイプⅠ線維とタイプⅡa線維が対象です
- ●インターバル・トレーニングは，解糖系機構でタイプⅡa線維とタイプⅡx線維が対象です
- ●レジスタンス・トレーニングは，CP系機構でタイプⅡx線維が対象です

2．酸素借という考え方

　3章で説明しましたが，人間の生命活動は，次の2つのエネルギー機構が同時並行して行われることによって維持されています.

- 糖質，脂質，タンパク質などの有機物を"酸素"で分解してATPを生み出すエネルギー獲得代謝
- ATPのエネルギーを使って"運動する"，"からだを構成する物質を合成する"，"神経の電気的信号を伝達する"などに使われるエネルギー利用代謝

この2つの代謝は同じ量のエネルギーを獲得し，利用していますから，エネルギーの量を消費した"酸素"の量（摂取量）で表せます．

運動を遂行するのに利用するエネルギーは，最初に，筋線維にあるATPを使い，続いてCPが分解して再合成されたATPを使います（CP系機構）．次に，グルコースがピルビン酸にまで分解して再合成されたATPを使います（解糖系機構）．これら2つのエネルギーを放出する化学反応は，"酸素"なしで行われます．

ところで，もともと筋肉にあるATPの量，そしてATPを再合成するエネルギーを生み出すCPとグルコースの量を測るのは難しいのです．そこで，運動するエネルギーの総量を，使われると推定される"酸素"の量で表します．

例えば，水泳の息継ぎができない水泳レベルの低い人では，息をこらえて（呼吸をしないで）泳ぎます．苦しくなって泳ぎ終わったら，立ち止まってハアハアと大きな呼吸をして，たくさんの"酸素"を取り込み回復するのを待ちます．泳ぎ終わってから呼吸して取り込む"酸素"の量は，息こらえをして泳いだときに使われたエネルギー量に相当すると推定されます．

運動が終了し，大きな呼吸をしてたくさんの"酸素"を取り込めば，筋線維中のCPの量もグルコースの量も回復してきます．その背景には，体外から摂り込まれ，血液によって運ばれた"酸素"を使ってエネルギーを生み出すエネルギー獲得代謝によって回復に使われるからです．

このように，運動中にATP再合成に使われたCP系，解糖系のエネルギーは，"酸素"を借りて生み出されたとみなすことができますから，"酸素借"と呼びます．言い換えれば，"酸素"を使わないでエネルギーを利用できる量を，一時的に借りた酸素量として表すのです．そして，ある運動での"酸素借"

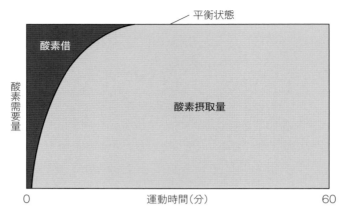

図6-1　同じスピードで走ったときの酸素摂取量を測れば，運動のはじめに酸素を使わないでCP系，解糖系が生み出したエネルギー量（酸素借）は，図の黒く示した部分に相当することがわかる

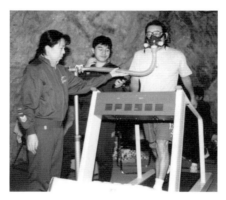

写真6-2　運動中に使われる酸素の量は，空気中の酸素量から呼気ガスに含まれる酸素量を差し引いて求められる

の量を測るのは，前もって酸素摂取量がわかっている運動を一定時間続け，その間の酸素摂取量を測り不足分から推定します（図6-1，写真6-2）．

　しかし，"酸素借"の最大値を知るのは容易ではありません．まず，運動の強さに対する酸素摂取量を測ります．4分ごとにトレッドミル上の走るスピードを上げる，あるいは，自転車エルゴメータこぎの抵抗を強くして，で

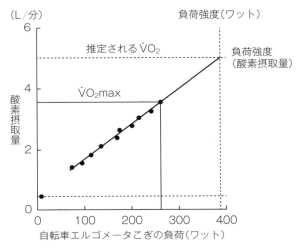

図6-2　自転車エルゴメータこぎの負荷（ワット）が増えれば，
酸素摂取量は直線的に増加する（Tabataら，1997）

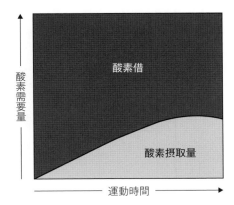

図6-3　最大酸素摂取量よりたくさんの酸素を必要とする強い強度の運動をできな
くなるまで行ったとき，運動中に不足した酸素量（黒い部分）を最大酸素借という

きなくなるまで行います．その間の最後の1分間の酸素摂取量を測ります．
得られた結果をみれば，走るスピード，あるいはこぐときに発揮されるパワー
が増加するにしたがって，酸素摂取量は直線的に増加していくのがわかりま
す（図6-2）．

次に，得られた直線関係から，酸素摂取量の最大値よりも強い運動の強さ（スピード，ペダルの抵抗）を推定して，その強さの運動をできなくなるまで行い，その間の酸素摂取量を測ります．運動の強さが最大酸素摂量より大きいので，5分ぐらいでできなくなってしまいます．運動の強さと酸素摂取量との直線関係から推定される時間あたりの酸素摂取量と運動した時間とをかけ合わせれば，この運動に必要とされる総酸素量が推定されます．この運動に必要とされる総酸素量と，全力で行った運動中に測定された酸素摂取量の総量との差が，最大"酸素借"です（図6-3）．

● 酸素借を求める計算式

　酸素借＝運動に必要な総酸素量 − 運動中に摂取し使われた酸素量

（総酸素摂取量）

（総酸素量＝運動に必要と推定される1分間あたりの酸素量×運動時間）

3．タバタ式インターバル・トレーニング

　"最大酸素借" の数値を，個人ごとに示すのは難しい．しかし，"最大酸素借" が多ければ，サッカーやラグビーのような集団球技での後半の時間帯でも，速いスピードで走れますし，相手に強く当たれます．ですから，目標値がはっきり数値で示されなくても，"酸素借" を多くする目的のトレーニングは重要です．

　"酸素借" を生む主要な筋線維は，ATP再合成機構からみてタイプⅡa線維とタイプⅡx線維です．また，運動が強くなるにしたがって，活動する筋線維がタイプⅠからタイプⅡへと順番に参加します（図4-7，p33参照）．これらから，すべての筋線維を活動させるためには，全力で運動するのが不可欠であるとわかるでしょう．そこで，「20秒間全力で自転車エルゴメータをこぎ，10秒間運動しない」という形式の運動を7〜8回反復するというタバタ式インターバル・トレーニングが注目されたのです（Tabataら，1997）．

　タバタ式インターバル・トレーニングについて実験的に調べてみると，最初の20秒間の運動中の酸素摂取量の割合は少なく，酸素を借りて運動してい

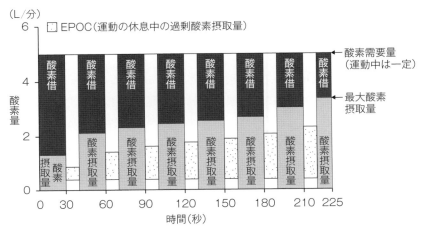

図6-4　タバタ式インターバル・トレーニング中の酸素借と酸素摂取量
　　　　（Tabataら，1997）

ます．次の10秒間運動しないときは，安静時より多い酸素を摂取します．回数を重ねていくにしたがって，運動中の酸素を摂取する量が増え酸素借の割合が少なくなってきます．また，運動しない10秒間での酸素摂取量も増加していきます．7回目ぐらいには酸素摂取量は最大近くなります．一方，運動7回までの酸素借を合計すれば，最大酸素借の値に近くなります（図6-4）．

　この測定結果から，タバタ式インターバル・トレーニングによって，最大酸素摂取量と最大酸素借の両方が同時に鍛えられるのが期待されるのです．

　タバタ式インターバル・トレーニングに端を発して，外国の研究者たちは最大酸素摂取量よりも多いエネルギーを発揮する，言い換えれば，全力に近い，高強度の運動を反復するトレーニングに注目し始めたのです．

　高強度の運度ですから30秒間も続けられません．そこで休みをとってある程度回復したら，また高強度の運動を行うというインターバル形式のトレーニングが行われるようになったのです．これを高強度インターバル・トレーニング（HIIT：High Intensity Interval Training），あるいは，反復スプリント・トレーニング（RST：Repeated Sprint Training）と呼ばれ，世界中のスポーツ選手たちが取り組み始めたのです．

▌4．高強度インターバル・トレーニングは全身持久力を向上させる

　長距離を続けて走るようなエンジュアランス・トレーニングは，酸化系機構によるATP再合成のエネルギー代謝能力が決め手となる長距離走の成績を向上させます．その背景には，酸素を筋肉へ運び利用する能力が改善される，あるいは，筋肉での代謝物質の一部が糖質から脂質に代わってもたらされます．対照的に，高強度インターバル・トレーニングは，ATP再合成酸化系機構によるエネルギー利用機能の改善や持久性の向上に対しての効果は薄いと思われてきました．

　高強度インターバル・トレーニングは，走る距離が少なくても12週間実施すれば，酸素を摂取する能力が高まるという研究結果が報告されました．高強度インターバル・トレーニング群（8名）は，5分間のジョギング後，2分間走（最大酸素摂取量の95％強度）を1分間の休息をはさんで5回反復，計20分間のトレーニング時間です．伝統的なエンジュアランス・トレーニング群（8名）は，60分間走（最大酸素摂取量の65％強度）です．比較対象群として，レジスタンス・トレーニング群（9名）は，下肢の筋肉を鍛える6種目の運動を12〜16回反復3セット行いました．何もしない群は11名でした．最大酸素摂取量を見ると，高強度インターバル・トレーニング群は14％増加，エンジュアランス・トレーニング群は7％の増加，レジスタンス・トレーニング群は3％の増加でした．このように，エンジュアランス・トレーニングの3分の1の運動（走る）時間で，高強度インターバル・トレーニングは最大酸素量を2倍増やすという結果でした（図6-5）．

　オーストラリアの研究者たちが採用している高強度インターバル・トレーニングは，ウインゲート・テスト（強い抵抗のかかった自転車エルゴメータを最大努力で30秒間こぐ，写真6-3）で，4分間隔で6回反復するという方式です．ですから，実際に運動する時間はわずか3分間で終了するという，きわめて短時間のトレーニングです．このトレーニングを週3回の頻度で2〜6週間継続しています．

　最初の実験は，2005年に公表されました．そこでは，運動遂行能力に対

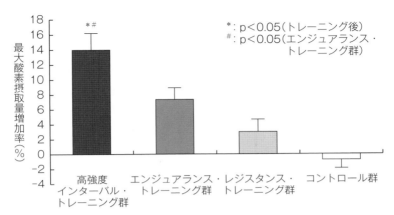

図6-5　高強度インターバル・トレーニングは最大酸素摂取量を効率よく
増加させる（Nyboら，2010より改変）

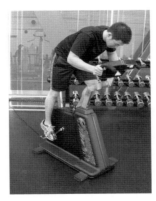

写真6-3　自転車エルゴメータでの全力ペダリング

する上記のトレーニングを週3日の頻度で2週間，すなわち，6回実施した
効果を検討しています．運動遂行能力は極大酸素摂取量（ほぼ最大酸素摂取
量に近い）の80％に相当する負荷で，こげなくなるまで自転車エルゴメー
タをこぐ時間で判断されています．トレーニングの前後で比較し，比較対象
群に比べ明らかにこぐ時間が延長したと報告されました（図6-6）．

　次に報告された結果では，2週間に合計10.5時間要したエンジュアラン
ス・トレーニングと，2.5時間要した高強度インターバル・トレーニングと

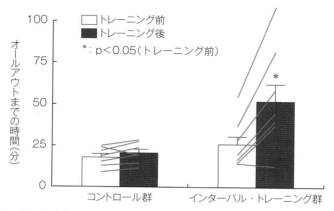

図6-6　高強度インターバル・トレーニングによって自転車エルゴ
メータこぎの時間が延長した（GibalaとMcgee，2008より改変）

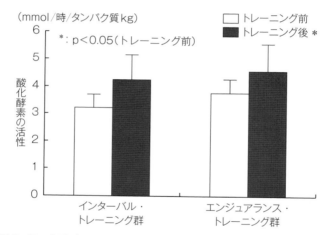

図6-7　高強度インターバル・トレーニングによって筋肉内の
酸化酵素の活性が高まった（GibalaとMcgee，2008より改変）

の結果を比較すると，酸化系エネルギー供給にはたらく筋肉内の酸化酵素
（Cytochrome Oxidase）の濃度の増加量はほとんど同じであったのです（図
6-7）．

　また，2週間の高強度インターバル・トレーニングは，筋肉の酸化能力を

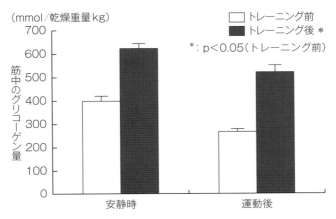

（mmol /乾燥重量kg）

筋中のグリコーゲン量

□ トレーニング前
■ トレーニング後 ＊
＊：p＜0.05（トレーニング前）

安静時　　　　運動後

図6-8　高強度インターバル・トレーニングによって安静時と運動終了後の
筋肉中のグリコーゲンの量が増えた（GibalaとMcgee，2008より改変）

向上させるのに加えて，運動に利用されるグリコーゲンの量も変化が見られ
ると報告されています．それによると，高強度インターバル・トレーニン
グによって，運動前の安静時における筋肉中のグリコーゲン量は増加し，10
分間のウォーミング・アップに続いて極大酸素摂取量の90％強度の運動を
10分間遂行した後のグリコーゲン量も増加しています（図6-8）．言い換
えれば，トレーニングによって同じ強さの運動を同じ時間行ったときに，グ
リコーゲンを利用する割合が減少（脂質の利用が増加）し，乳酸の産生量も
減少したというのです．

　最初に紹介した高強度インターバル・トレーニングによって，自転車エル
ゴメータこぎの持久性の運動遂行能力が改善されるという背景には，からだ
全体の糖代謝機能の高まりが考えられます．この糖代謝機能の高まりは，毛
細血管から筋細胞への糖の取り込みが速くなければなりません．この速さを
担うのは，GLUT4といわれる糖輸送担体で，筋肉での濃度が高いほど糖の
取り込みが速くなります（図2-2，p12参照）．

　高強度インターバル・トレーニングによってGLUT4の濃度が高まるとい
う結果は，ラットの実験で明らかにされています．このGLUT4の濃度を高
める役割をはたすタンパク質を，PGC-1 αといいます．オーストラリアの研

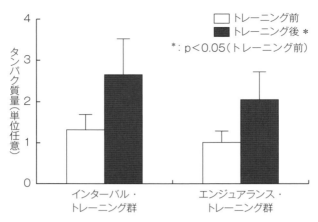

図6-9　遺伝子発現を制御するタンパク質PGC-1αへは，高強度インター
バル・トレーニングの効果が高い（GibalaとMcgee，2008より改変）

究者たちは，高強度インターバル・トレーニングとエンジュアランス・ト
レーニングを6週間行ったときの筋肉中のPGC-1αを比べています．この間
の全運動量は，高強度インターバル・トレーニングはエンジュアランス・ト
レーニングよりも90％も少なかったにもかかわらず，PGC-1αは増加して
いたというのです（図6-9）．

　高強度インターバル・トレーニングが筋肉の酸化能力を高める背景とし
て，強い運動でないと活動に参加しないタイプII線維が活動に参加するから
だと推定されています．

5．高強度インターバル・トレーニングは健康保持に有効

　ここで興味あるのは，高強度インターバル・トレーニングが健康の保持・
増進のために役立つという報告です．健康状態を向上させる要因は，たくさ
んあります．生理学的要因としては呼吸系，心血管系，代謝系，神経系の機
能であり，心理的には気分，動機，努力感などがあげられます．このような
要因に対して，身体活動が有効に作用する可能性は広く認められているので
すが，最低どのくらいの運動を行えばよいのかは明らかにされていません．

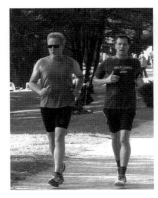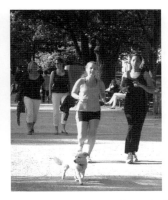

写真6-4 ふつうの人たちは，走ったり，歩いたり，サイクリングして運動不足を補う

　漠然と，中程度の強度の運動を，ほとんど毎日 30〜60 分間行う方法が勧められているだけです（**写真 6-4**）．
　しかし，実際には多くの人たちは，運動をしようとしません．その理由として，運動を実践する "時間がない" という事情を上げています．このように，健康を損なう運動不足をもたらす障壁は，多くの人にとっては，"運動する時間がない" という理由です．
　オーストラリアの研究者たちは，高強度インターバル・トレーニングは，多くの人にとって安全でない，実用的でない，耐えられないと，否定されるといいます（Gibala と Mcgee，2008）．やってみればわかるのですが，確かに前述したウインゲート・テストを全力で 30 秒間運動するのは，苦しいし，6 回反復するにはねばり強い意志が必要です．しかし，最近では，高強度インターバル・トレーニングは，なにかの病気を有している人を含め，たくさんの人たちの健康と持久性運動能力を改善する刺激となり得る可能性が，認められはじめたといいます．そして，低い強さの運動をたくさんするよりも，少ない頻度で高い強さの運動をする方が，運動継続（Adherence，アドヒアランス）には有効であるという研究結果があるのです．
　他方，スタミナが要求されるスポーツ選手がいます．本章の冒頭でも述べましたが，野球選手やサッカー選手たちが，スタミナ向上を目的にして長時

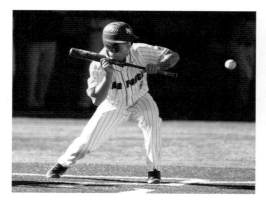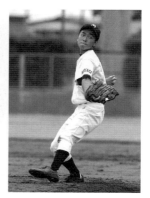

写真6-5　ジョギングに長い時間をかけるより，投げたり打ったりに時間をかけ
た方が効率がよい

間のランニングをしているのをよく見聞します．しかし，野球選手はボール
を打つ練習に，サッカー選手はシュートの練習に時間をかけた方が効率的で
す．だとすれば，スタミナの向上には短い時間ですむ高強度インターバル・
トレーニングを行えば，余った時間を打撃やボールパスの練習に費やす時間
を増やせます（写真6-5）．

章 高所（低濃度酸素環境下）での トレーニング

1．高所トレーニングの効果

　高所では気圧が低いため空気が薄く，含まれる酸素も少なくなります．そのため，かなり前から高所登山を目指す人びとの間では，どのように対応すれば登頂できるのかが課題でした．その第一歩は，高所順化といい，日にちをかけて薄い空気に慣れていくという経験です．薄い空気の中から必要な酸素をできるだけ効率よく摂り入れるように，からだの機能を適応させるのです．この方法で，かなり高いところまで登ることができるようになります．そして，それ以上の高所には，ボンベを担いで酸素を補充しながら登っていくのです．

　1968年のオリンピックが，標高2,300 mのメキシコ市での開催が決まり，日本のスポーツ界でも高所順化を検討せざるを得なくなりました．1965年，日本水泳連盟の代表選手たちは，メキシコ市へ出かけ，泳ぐトレーニングをしながら順化の過程を経験しました．

　このような経験の中で，3週間のトレーニング後，時差のないアメリカのカリフォルニア州で，公式水泳競技会に出場し自己新記録をマークした選手たちがいました（図7-1）．この経験から，高所トレーニングの有効性が確認されたのです．これらの成果を基に，日本代表の水泳選手たちは毎年メキシコ，アメリカ，スペインの高所にある温水プールで，強化合宿を重ねました（写真7-1）．

　その成果として，日本水泳選手の競技レベルが向上し，オリンピックでの

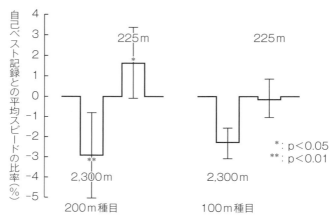

図7-1 メキシコ市（標高2,300m）で3週間のトレーニング実施3日後，低地（カリフォルニア）での水泳競技会で自己記録を更新（Miyashitaら，1988）

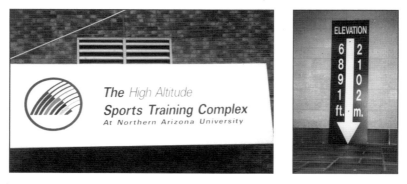

写真7-1 アメリカの北アリゾナ大学の高所トレーニング施設：50m室内温水プールがある

メダル獲得数が増加したのは広く知られています．他方，陸上競技では女子マラソン選手たちがアメリカのコロラド州の高所でトレーニングを行って，有森，高橋選手がオリンピックでメダルを獲得したのは有名な話です．

外国では，Faissら（2015）によって，次のような例が報告されています．

● 高所（2,800 m）での21日間の水泳スプリント・トレーニングによって腕のパワー発揮能力は向上し，低地でのトレーニングに比べ100 m種

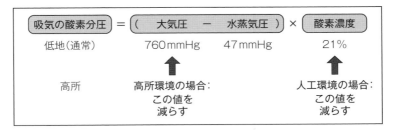

| 吸気の酸素分圧 | = | (| 大気圧 | − | 水蒸気圧 |) | × | 酸素濃度 |

低地（通常）　　　　760 mmHg　　　47 mmHg　　　　　　21 %

高所　　　　　高所環境の場合：　　　　　　　　　　　人工環境の場合：
　　　　　　　　この値を　　　　　　　　　　　　　　　　この値を
　　　　　　　　減らす　　　　　　　　　　　　　　　　　減らす

図7−2　高所環境と人工的低濃度酸素環境下との違い

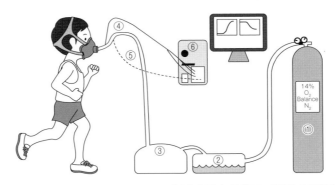

図7−3　吸気に窒素を混入させて低濃度酸素環境下で運動する装置
（Santos- Cencejeroら，2014より改変）

目の記録が短縮（Martino ら，1995）

● 10 日間の高所でのエンジュアランス・トレーニングによって，低地で
のトレーニングに比べ自転車エルゴメータこぎ（ウインゲート・テスト）
の成績が5％向上（Hendriksen と Meeuwsen，2003）

● 高所（3,000 m）での6週間のエンジュアランス・トレーニングによっ
て，低地でのトレーニングに比べ最大酸素摂取量は5％増加し，一定ス
ピードでのランニングで走れなくなるまでの距離が30％延長（Dufour
ら，2006）

さらに，ヨーロッパ諸国の研究者たちは，低濃度酸素環境下でのトレーニ
ング効果の研究を続け，その効果を公表してきました．わが国でも，国立ス
ポーツ科学センターをはじめとして鹿屋体育大学など，スポーツ科学にかか

わる研究機関が低濃度酸素環境下でのトレーニング実験を遂行してきました（図7-2，図7-3）．

■2．低濃度酸素環境下のレジスタンス・トレーニング

　現在，たくさんの競技種目のスポーツ選手たちは，競技力の向上と競技中の怪我の予防のためにレジスタンス・トレーニングを実施しています．レジスタンス・トレーニングの効果は，筋収縮様式，レジスタンス（抵抗，負荷）の大きさ，運動の量，運動遂行の順序，運動間の休憩時間，運動の反復スピード，頻度，継続期間などが関係します．

　最近，低濃度酸素環境下のレジスタンス・トレーニングが，注目を浴びるようになりました．その背景の1つには，日本で始まった“加圧トレーニング”と呼ばれる方法があげられます．四肢の血流を体幹に近い部分で阻害すれば，弱い負荷でトレーニングしても四肢の筋力増強の効果があるというのです（Kubotaら，2008）．

　その背景として，血流を阻止して筋肉を低濃度酸素環境下にすれば，四肢の筋群がより効率的に強化されると推察されているのです．その後，全身の筋群を対象とするために，1気圧下で酸素濃度の薄いガスを吸いながらのトレーニングが行われるようになりました．

　低濃度酸素環境下でのレジスタンス・トレーニング効果を比較検討できる，と判断される9個の研究報告をまとめて発表されました（Ramos-Campoら，2018）．その結果，低濃度酸素環境下（酸素濃度12～16％）でも，通常の酸素環境下（21％）でも，トレーニングの結果，筋力は有意に増加しますが，増加量には違いが見られないというのです．言い換えれば，トレーニングによる筋力の増加については，吸い込む空気の酸素濃度の違い（低濃度酸素環境下）の影響はないというのです．

　一方，低濃度酸素環境下でのレジスタンス・トレーニングは，筋持久力の向上をもたらすという報告があります．レジスタンス・トレーニングを習慣的に行っていない平均年齢28歳の男性を対象にして，低濃度酸素環境下（酸

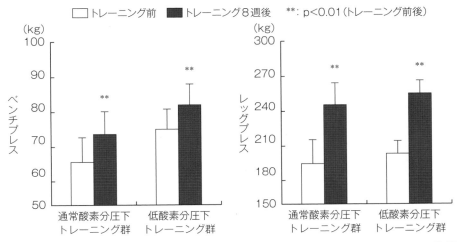

図7-4　筋力の増加量には，低濃度酸素環境下トレーニング群とプラセボ群とでは差が見られなかった（Konら，2014より改変）

素濃度14.4％）トレーニング群とプラセボ（酸素濃度21％）群との2つに分けています．

　筋力はベンチプレスとレッグプレスの1RMで評価されています．低濃度酸素環境下トレーニング群，プラセボ群ともベンチプレスは14％，レッグプレスは31％増加し，群の間では差はみとめられませんでした（図7-4）．前に述べた外国での9個の研究と同じ結果でした．

　筋持久力は，レッグプレスの負荷と回数の値で測定されています．トレーニング前はトレーニング前の1RMの70％，トレーニング後はトレーニング後の1RMの70％の負荷で，それぞれ反復できなくなるまでの回数を測定し，負荷の重量×反復回数の値で評価しています．筋持久力は，両群とも増加していますが，増加量は低濃度酸素環境下トレーニング群の方がプラセボ群より有意に大きかったのです（図7-5）．

　低酸素環境下のトレーニング中は，動脈血酸素飽和度が明らかに低下するので，筋肉は酸素不足となり，より多くの血液が補給されるように毛細血管の数が増え，結果的に筋持久力が向上したと説明できます．言い換えれば，

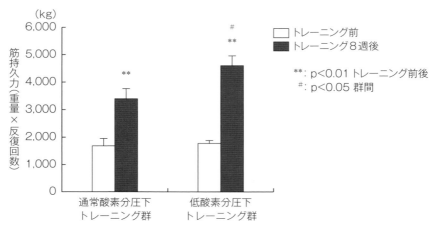

図7-5　筋持久力の増加量は，低濃度酸素環境下群の方が有意に多かった
（Konら，2014より改変）

低濃度酸素環境下でのレジスタンス・トレーニングは，筋力の増加に加えて，筋持久力も向上させるという事実が明らかにされたのです．

3．低濃度酸素環境下の高強度インターバル・トレーニング

1）ラグビー選手にみられた効果

　サッカーやラグビーなどの集団球技では，競技中攻守いずれの場面でも，スプリントを反復する高い能力が要求されます．若いラグビー選手（平均18歳）が，プレ・シーズンに低濃度酸素環境下でのトレーニングを行いました（Galvinら，2013）．30名のラグビー選手は2群に分けられ，4週間に12回の「反復スプリント・トレーニング」を行いました．低濃度酸素環境下トレーニング群は酸素濃度13％のガスを，プラセボ群は酸素濃度21％のガスを，通常の気圧下でマスクをつけて，それぞれ吸いながらトレーニングを行いました．運動様式は，電動式でない自走式（自分の力で動かす）トレッドミル上で，30秒間の休息をはさんで6秒間の全力走を10回反復するという運動です．

トレーニングの前後に，20 m シャトルラン（Yo-Yo 間欠性回復力テスト）を受けました．10 秒間のジョギングをはさんで 20 m の距離を一定の時間に反復するのを，時間がオーバーするまで行う回数（合計走行距離）で判断されます．その結果，走行距離は低濃度酸素環境下トレーニング群で 33 ± 12 %，プラセボ群で 14 ± 10 %増加しました．

　また別に，20 m を全力で走るのを，3 分間の休憩をはさんで 3 回反復するテストを行っています．その結果，走るタイムは短縮しましたが，低濃度酸素環境下トレーニング群とプラセボ群とでは明らかな差が見られませんでした．

　報告した研究者たちは，低濃度酸素環境下での「反復スプリント・トレーニング」は，スプリント能力そのものよりも，スプリントを反復できる能力を向上させたと結論づけています．

2）クロスカントリースキー選手にみられた効果

　上肢の筋群のはたらきが推進力に大きな影響力を及ぼす競技種目としては，水泳，クロスカントリースキー，ボートなどがあります．このうち，クロスカントリースキーの上り斜面で 2 本のポールを同時に突いて進む技術をダブルポーリングといいます（写真 7-2）．

　クロスカントリースキー選手 17 名が，上肢の高強度インターバル・トレーニングを行ったときの筋パワー発揮能力への効果が報告されています（Faiss ら，2015）．この研究で採用した高強度インターバル・トレーニングでは，20 秒間の軽い負荷での運動を挟んで，10 秒間の上肢の全力運動を 5 回反復するのを 1 回のトレーニングとして，4 セット行っています．なお，1 セットと 2 セットおよび 3 セットと 4 セット間には 4 分 50 秒，2 セットと 3 セットのとの間は 9 分 50 秒の休息（軽い運動を続ける）をはさんでいます（図 7-6）．そして，週 3 日の頻度で 2 週間計 6 回実施するという方法です．他の日は，通常のトレーニングを行っています．

　上肢の全力運動は，ロープに繋がれたストックのグリップを両手で握り，前方やや上方から斜め後方へ全力で引っ張るという様式で，クロスカント

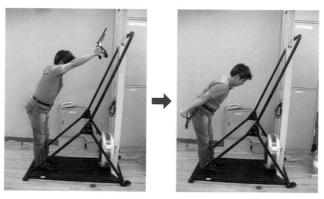

写真7-2　ダブルポーリング動作（フライホイール：空気抵抗を負荷とする）

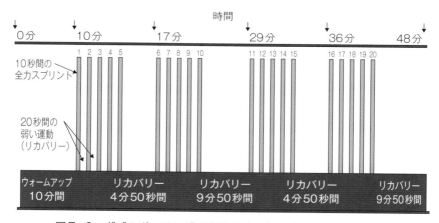

図7-6　ダブルポーリングの高強度インターバル・トレーニング
（Faissら，2015より改変）

リースキーのダブルポーリング動作に類似しています（**写真7-2**）．ロープは空気が抵抗となるフライホイールにまかれていて，抵抗は男性で体重の130％，女性で110％に設定され，引っ張るスピードによって1回に発揮される筋パワーが測定できます．ロープを引っ張るとき，からだが前方へ動かないようにエラスティック製バンドを腰部にまいて固定されました．

　選手は，低濃度酸素環境下トレーニング群（酸素濃度13.8％：窒素を混入

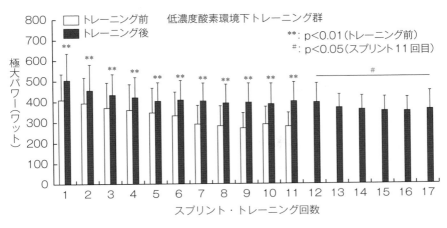

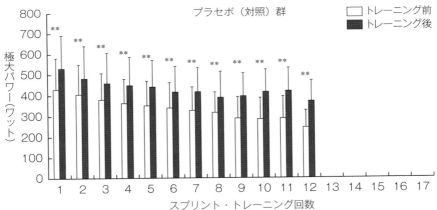

図7-7　ダブルポーリングの高強度インターバル・トレーニングの効果
（Faissら，2015より改変）

して酸素濃度が薄められた1気圧の空気）とプラセボ（対照）群（酸素濃度
20.9％：通常の空気）に分けられ，だれがどちらの群に分けられたのかわか
らないようにしています.

　トレーニングの前後に，10秒間全力運動後，10秒間の休息をはさんで，
発揮される筋パワーが1回目（ピークパワー）の70％以下になるまで反復す
るというテストが行われました.

その結果，10秒間の発揮パワーは，低濃度酸素環境下トレーニング群では29％，プラセボ群では26％，それぞれ増加しましたが，2つの群間の増加率には有意差が見られませんでした．ところが，発揮パワーが70％以下になるまでの回数は，低濃度酸素環境下トレーニング群では10.9回から17.1回まで明らかに延長しました．一方，プラセボ群は，ほとんど延長しませんでした（図7−7）．

　酸化能力の劣るタイプⅡ線維の占める割合は，上肢の筋群に多いといわれています．全力で反復運動する「高強度インターバル・トレーニング」によって筋パワー発揮能力が強化され，低濃度酸素環境下でのトレーニングは，加えて筋パワー発揮の持久性の向上が顕著であったという結果になりました．

　このような研究結果は，クロスカントリースキーに加えて，上肢が推進力の主役となる水泳，ボートの選手の競技力向上にとって参考になるでしょう．

8章 スポーツ選手に必要な物質の摂取

1. 運動のエネルギー源としての糖質と脂質

　運動の強さが弱いときは，主なエネルギー源の糖質，脂質がほぼ50％ずつ使われます．そして，運動の強さが強くなると，しだいに使われるエネルギー源として糖質が増えていき，全力で運動するときは糖質だけが使われるようになります（図8-1）．

　他方，ウォーキングやジョギングなど，中程度の強さの反復運動を長い時間続けていくとき，エネルギー源である糖質と脂質を利用する割合は，時間経過とともに違ってきます．運動を開始して最初の20分間は，糖質が

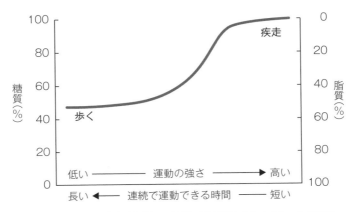

図8-1　運動の強さが増し，持続時間が短くなれば，主に使われるエネルギー源は糖質になる（Fox，1979より改変）

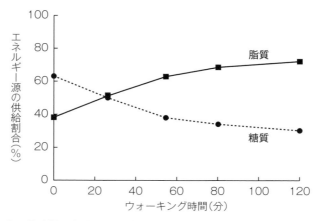

図8-2　長時間におよぶ運動中で，初期に使われる量は糖質が脂質より
多いが，しだいに脂質が使われる量が多くなる（Fox, 1979より改変）

60％，脂質が40％ですが，運動を続けるにつれ糖質が40％，脂質が60％
へとしだいに変わっていきます（図8-2）.

　体内にある糖質の量はあまり多くありません．ですから，運動を続けてい
くと，血液によって筋肉へ運ばれてくるグルコースの濃度（血糖値）が低下
していきます．血糖値が低下してくると，脳のはたらきも鈍くなります.

　血糖値の過度な低下を防ぐため，運動を続ける時間が長引いてくると，エ
ネルギー源として使いやすい血液中の脂質（遊離脂肪酸）の濃度が高まって
きます．なぜかというと，肝臓や筋肉に貯蔵されている糖質に比べ，脂肪細
胞に貯蔵されている脂質の量は，桁外れにたくさんあるからです.

　著者が20 kmを連続して歩いたときの結果を見てみましょう．5 kmを55
分で歩くスピードで，心拍数は94拍/分でした．歩行前，6 km，10 km，
16 km，20 km地点で採血し，血糖値と血中遊離脂肪酸濃度を測定しました.
その結果，血糖値は149 mg/dLから最初の6 kmで95 mg/dLに減り，その
値が20 kmまで続きました．しかし，低血糖という状態までには至りませ
んでした．対照的に血液中の遊離脂肪酸は，6 km，10 kmと歩き始めてか
ら急増し，16 km，20 kmではおよそ3倍になっていました．このような変

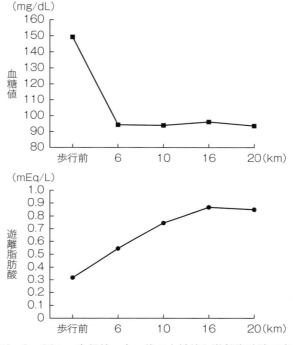

（mg/dL）

血糖値

（mEq/L）

遊離脂肪酸

図8-3　20km歩行前，中，後の血糖値と遊離脂肪酸の変化
　　　　（宮下ら，2014）

動から，20km歩行中の主たるエネルギー源は，早い時期に糖質から脂質へ
変化したと推定されます．著者はやや太っていましたから脂肪が使えますが，
痩せた人では5kmくらいから糖分の補給が必要となるのです（図8-3）．
　以上のように，体内に脂肪を蓄えている人なら，血中の糖質が不足してく
れば，遊離脂肪酸を使えます．ところが，マラソン選手のように脂肪の蓄え
の少ない痩せた人では，途中で糖分を補給しなければ運動を続けられません．
長時間のトレーニングや練習を続けるときは，水分の補給とともに，即効性
のエネルギー源の摂取が欠かせない事態を理解してください．

2. 偏りのない食事が大切

　トレーニングや練習でからだを動かすと，エネルギーを消費します．スポーツ選手は，トレーニングや練習の量に応じた十分な食事を摂っておくべきです．からだを動かすエネルギー源である糖質や脂質の重要性は，前に説明したとおりです．加えて，運動の力を生みだす筋肉のタンパク質（ミオシン・フィラメントとアクチン・フィラメント）を増大させたり，修復したりするために，タンパク質，特に体内ではつくられない必須アミノ酸の摂取が不可欠です．同じように，酸素を運ぶのに重要な役目をはたす赤血球も，分解したATPを再合成するミトコンドリアも，タンパク質で構成されていて壊れやすいので，タンパク質の摂取は重要なのです．

　また，エネルギー源と酸素を使ってATPを再合成する化学反応がスムーズに行われるためには，ミネラルやビタミン類が必要となります．その他のからだを構成するあらゆる細胞も，日々代謝を繰り返していますから，カルシウム，リンなどのミネラルやビタミン類も必要となります．これらの物質は，偏りのない食事を規則正しく摂っていれば十分です（**写真8−1**）．ところが，好き嫌いがあったり，量を十分に摂っていなかったりするスポーツ選手は，栄養補助食品で補給しなければならなくなります．この点に関しては，管理栄養士の助言が重要となるので，定期的に食事の内容を評価してもらう必要があります．

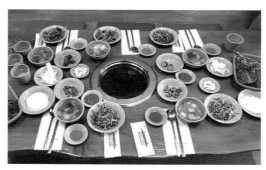

写真8−1　いろいろな種類の食品を摂ることが大切

3．からだをつくるタンパク質

　筋肉は，タンパク質を構成するアミノ酸の貯蔵場所です．食べ物が不足した飢餓状態では，筋肉やその他のタンパク質の分解が増え，分解したアミノ酸をエネルギー源として消費します．反対に，食事が増加すれば，食事が摂れないときのためにアミノ酸の備蓄を増やします．そして，筋肉でのアミノ酸のタンパク質合成をうながすのです．言い換えれば，筋肉のタンパク質は，食事が十分に摂れた状態と摂れない欠乏する状態とへ，ダイナミックに反応するアミノ酸の備蓄庫なのです．

　この点については，次のように解説されています（永田，2008）．「タンパク質の原料となるアミノ酸は，タンパク質を分解することによって作られる．私たちが食事を通じて1日に摂るタンパク質の量は，およそ60〜80 gが平均らしい．ところが，体重70 kgの人で，1日に作るタンパク質の量はおよそ180〜200 g．食べたタンパク質がすべて分解され原料として使われたとしても，摂取量より新たに作られる量の方が多いことになってしまう．これを補うのが，アミノ酸のリサイクル・システムである．」

　続けて次のように解説しています．「食事によって体内に摂取されるアミノ酸に加えて，体内のタンパク質を分解し，その過程で生じたアミノ酸もまた，ちゃんと原料として再利用しているのである．体タンパク質が分解されてできたアミノ酸の中で，尿中窒素のような形で体外に排出されていくものは，70 g程度．つまり食事で摂取したのと同じくらいの量を排泄しているということになる．食べ物から摂取したアミノ酸と体タンパク質を分解して生じたアミノ酸を合わせると，およそ180〜200 gのタンパク質を1日に作り出している．」（図8-4）

　以上のように，毎日分解したタンパク質と同じ量のタンパク質をつくりながら，からだを構成するタンパク質量の恒常性が保持されていると説明されるのです．

　ところで，タンパク質は計画的に摂取しなければ，十分取り入れることができません．例えば，牛肉を100 g食べたとしても，含まれているタンパク

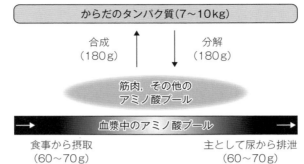

図8-4　1日のタンパク質の合成と分解：摂取するタンパク質は不足するので体内にあるタンパク質を再利用して使う（永田，2008より改変）

表8-1　食品によってタンパク質含有量は異なる（100g中のタンパク質の量）（「食品分析表」より）

	輸入牛	精白米	卵（鶏）
タンパク質	18.5g	2.6g	12.3g
糖　質	0.2g	31.7g	0.9g
脂　質	12.3g	0.5g	11.2g

1日に60gのタンパク質を摂取するのは，意識して食事しなければできない

質の量は，わずか18.5gなのです（**表8-1**）．ですから，タンパク質を多く含む食品を，意図的に注意深く選んで食べなければならないのです（**写真8-2**）．

4．タンパク質合成にかかわる遺伝子

　筋肉が発揮する力は，スポーツや運動の"できばえ"を左右しますから，スポーツ選手は，筋肉の発揮する力を強化するレジスタンス・トレーニングを行います．レジスタンス・トレーニングの効果として最初の数週間は，肥大はしませんが筋力は増強されます．これは，筋肉を活動させる脳・神経系

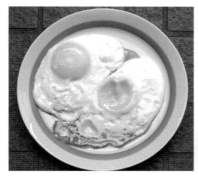
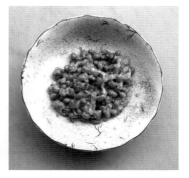

写真8-2　動物性タンパク質：鶏卵（12.3ｇ/100ｇ）と植物性タンパク質：納豆（16.5ｇ/100ｇ）

の活性が高まり，活動する筋肉へのたらきかけが強くなるからです．その後，トレーニングを数週間継続していくと，タンパク質の合成が増え，筋肉自体が肥大し収縮力が増強されるようになります．

　このように，レジスタンス・トレーニングによって筋肉が肥大するのは，新しく発見されたことではありません．新しいのは，最近10年間の分子生物学の発展によって，運動実施に反応して筋肉での遺伝子発現の機構が明らかにされたことです．遺伝子発現とは，遺伝子が持っているタンパク質を合成する情報を利用する過程で，設計図（遺伝子）をもとに製品（タンパク質）をつくる過程です．次に，タンパク質合成の流れを紹介します．

（1）筋肥大

　筋肉の肥大には，レジスタンス・トレーニングに加えて，前に述べたように摂取する栄養物質の影響は無視できません．タンパク質は筋肉をつくり上げる原料の中で主要なものですから，レジスタンス・トレーニングによって筋肉の量を増やすには，必要十分なタンパク質の摂取が必須なのです．

（2）伝　達

　筋肉の主成分は，筋肉の収縮活動に直接かかわるアクチン・フィラメントおよびミオシン・フィラメントを構成するタンパク質です．細胞内のアクチン・フィラメントが，ミオシン・フィラメントの間へ滑り込んで，筋肉が収

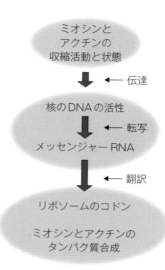

図8-5　筋肉の主要な収縮要素であるミオシン・フィラメントとアクチン・フィラメントが合成されるまでの遺伝子のはたらき（宮下，2013a）

縮し力を発揮します．この状態が核の中へ伝達され，細胞の核にある遺伝子を刺激します．伝達されるレジスタンス・トレーニングの負荷の強さ，頻度によって，遺伝子発現のスピード，大きさ，時間経過に影響を与えます．

（3）転　写

　レジスタンス・トレーニングによって，筋肉が強い張力あるいは負荷を経験する状態が核の中へ伝達され，関連する遺伝因子が活性化し転写がはじまります．転写に関連する遺伝因子とは，DNAの調節機能部分と結びつくタンパク質で，たくさんの遺伝子発現をコントロールしています．言い換えれば，転写因子は，促進させる転写活性因子，あるいは，沈黙させる転写抑制因子と結びつくことによって，いくつかの遺伝子の活動をオンにするかオフにするのです．

（4）翻　訳

　翻訳とは，DNAから転写された情報を受け継ぐメッセンジャーRNA（mRNA）が，タンパク質の合成に必要な情報（塩基配列）を伝える過程をさ

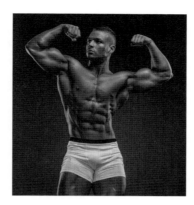

写真8-3　鍛えた筋肉だけが発達する：ボディビルダーの筋肉

す言葉です．mRNAは，核の中にある遺伝子の遺伝情報を，核の外にある
リボソームへ運ぶ物質です．リボソームでは，3つの塩基からなるコドンが
RNAの4つの塩基からなる塩基配列を読み取って，それをアミノ酸のグルー
プへ翻訳します（図8-5）．

　多くのタンパク質は，100～500個のアミノ酸から構成されています．20
種類のアミノ酸は，ペプチド結合という様式で，1本のヒモ（鎖）としてつ
ながって伸びていきます．例えば，筋肉のアクチン・フィラメントは，約
400個のアミノ酸がつながっているのです．このように，タンパク質合成の
過程を考えれば，活動（トレーニング）した筋肉だけが増大する理由がわか
ります．ですから，ボディビルダーは，さまざま運動様式を取り入れて，全
身の筋肉を活動させ発達させているのです（写真8-3）．
　このように，アミノ酸がペプチドの鎖へ次々と加えられタンパク質は肥大
していくため，タンパク質ができあがるまでには時間がかかります．1回の
レジスタンス・トレーニング後1～2時間の間に，タンパク質合成は急速に
高まります．そして，各人の鍛錬度によって異なりますが，タンパク質合成
の高まりは24～48時間続きます（Miller，2007）．その間，特に体内ではつ
くれない必須アミノ酸を含むタンパク質を，食事として摂取するのが必要と

なるのです.

　別の見方をすれば，タンパク質合成に時間がかかるので，筋肉を肥大させようと毎日同じ筋肉をトレーニングする必要はないのです．1つの筋肉については，間隔をおいて1週間に2〜3回トレーニングし，時間をかけて増強していくのです．少なくても2〜3カ月は必要となりますから，レジスタンス・トレーニングの段階を踏んで，ねばり強く実施すべきです．

9章 生れか育ちか：
遺伝的要因と環境要因

1．適応・進化という考え方

　オリンピックは，からだのかたちやはたらきの異なる世界中の民族の代表が一堂に会して，スポーツの競技力を競い合う大会です．現在の民族は，アフリカで誕生した新生人類の祖先であるホモ・サピエンスが，20万年という長い歴史の間に移住，拡散，混血を繰り返して世界中に散らばり，定住してそれぞれ固有のかたちや特性を有するようになったと説明されています（長谷川，2012ab）．

　例えば，西アフリカから移住したジャマイカ人やアメリカの黒人は，体格に優れています（写真9-1）．その上，後で述べますが，スプリント／パワー

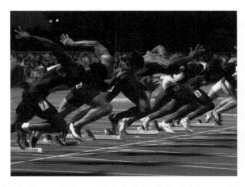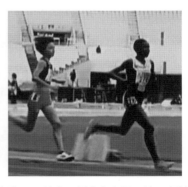

写真9-1　西アフリカから移住したジャマイカ人やアメリカの黒人たちは，速い収縮能力を持つ筋線維の割合が多く，東アフリカのエチオピア人やケニア人は胴が短く手足が細く長い

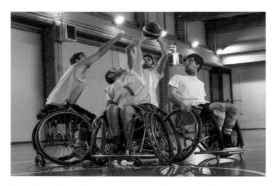

写真9-2　障害者は利用する義足，補助具などの人工物を自分に
合うように選択，加工する

系の能力に有利に作用する遺伝子型を持っている人の割合は，日本人の20
〜25％に比べて高く70〜75％なのです．

　また別に，日照が強く高温の東アフリカのエチオピア人やケニア人たちは，
高所で生活しているため呼吸循環系能力に優れ，日本人に比べれば体熱発散
効率が高くなるように，体幹が短く四肢が長いプロポーションが選択された
と推測されています．この違いは，マラソンレースに出場するエチオピア人
やケニア人ランナーと日本人ランナーの体型を比べて見れば明らかでしょ
う．

　同じ人類という遺伝子を有していますが，定住した環境に適応して遺伝子
に変異が生じ世代を越えて遺伝され，それぞれ固有の特性を持つ民族となっ
たという適応・進化という考え方が一般的です．

　最近は，パラリンピックが注目されています．パラリンピックに出場する
選手たちは，精子と卵子が結びつく受精のときに偶然がもたらす染色体上の
遺伝子配列のわずかな違い，あるいは，妊娠の初期に放射能，ウイルス，細
菌などがもたらす遺伝子のわずかな違いによって心身に障害があります．ま
た別に，運動中の怪我や交通事故などの後天的傷害によってもたらされる要
因によって心身に障害のある選手がいます．

　このような障害を有する選手にとってのトレーニングは，基本的には通常

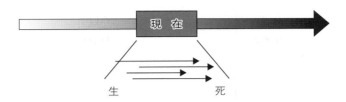

人類の歴史：ヒトは遺伝子を受け継ぎ，引き継いでいく

人間の一生：父と母の遺伝子を受け継ぎ，子へ伝える

図9-1　遺伝子のはたらき（宮下，2013b）

の選手と同じです．ただし，障害を克服しようと人類が工夫してつくり出した，車いす，義肢，義足（手），補装具など人工物の性能が競技成績に大きく影響します（写真9-2）．ですから，自分に適したよいものを選択し，慣れるというトレーニングと練習が重要となってきます．

▌2．個人差を生むのは遺伝子の塩基配列の違い

　生物の特性（形質）が，子どもへと受け継がれていく過程を遺伝といいます．その主役をはたすのが，遺伝子（gene，ジーン）です．人類の長い歴史と未来は，人間の遺伝子を受け継ぎ，受け渡すという繰り返しで成り立っています．そして，現代というある時期に限ってみれば，親からの遺伝子を受け継ぎ“生まれ”，子どもに遺伝子を渡して“死ぬ”という一生を送る人たちで構成されています（図9-1）．

　およそ2万2,000個と推定されている人間の遺伝子は，DNAという物質からできています．そして，DNAは，ヌクレオチドと呼ばれる糖，リン酸，塩基が結合した分子で，鎖状にたくさんつながっています（図9-2）．鎖は2本がよりあってできていて，その構造が“二重らせん”と呼ばれるのは，理科（生物）の授業で学び知っているでしょう．2個が対になった塩基は，アデニン（A）とチミン（T），グアニン（G）とシトシン（C）の4種類から成っていて，一本にあるAともう一本にあるT，同じようにGとCとが引き寄

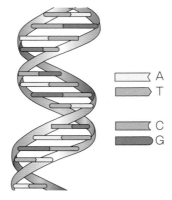

図9-2　DNA塩基配列の二重らせん（イメージ）

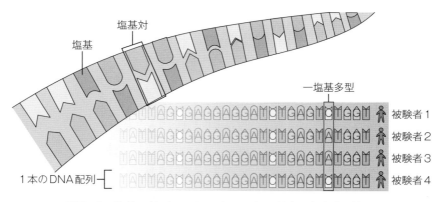

図9-3　塩基の並びに1,000個に1個の割合で個人差がある

せあって安定した形をとっています.

　染色体の塩基の文字（A, T, G, C）は, ほとんど同じ順序で並んでいます. しかし, 塩基配列の文字が変わり（変異して）, わずかな違い（個人差）が生じます. これを, 一塩基多型といいます（図9-3）.

　塩基は30億個からなりその並び方が明らかにされ, 1,000個に1個の割合で個人差があるという事実がわかっています. 「30億を1,000で割ると300万, つまりおよそ300万個のヌクレオチドが一人一人異なっている計算にな

る．この個人差が，薬に対する感受性（効くか効かないか，副作用があるか
ないか，など），あるいは，ある病気にかかりやすいかどうかの違いとなっ
てくる．だから，医療面では，個人に合った（テーラーメイドの）治療を実
施するうえで，遺伝子情報が役立つようになった．」と解説されています（萩
原，2002）．

　30億個もある塩基配列ですから，たくさんの研究機関が結成され大規模
な研究プロジェクトによって研究が進められれば，一塩基多型とがんや生活
習慣病の罹りやすさ，運動能力，感性，知性などについて，民族や個人の違
いが明かになるだろうといわれています（後述，83〜84頁参照）．

　このように，遺伝子を構成する塩基の並び方に個人差があり，医療におい
て役立つという事実から考えて，運動やスポーツにおいても遺伝子を考慮し
た指導が求められるといえます．

▌3．遺伝子型に見られる個人差

　遺伝子は，細胞の核にある22本の常染色体と1本の性染色体の"遺伝子座"
に順序よく並んでいます．染色体の同じ位置にある，父からと母からの形
と大きさが同じ遺伝子の組み合わせを"遺伝子型"と呼びます．遺伝子型は，
生物が持つ遺伝子組織で，多くは2個の対立遺伝子からできています．対立
遺伝子といわれますが，対立関係にある別々の遺伝子ではなく，同じ遺伝子
の2つの状態を表します．この組み合わせは，偶然によって変わりますから，
同じ両親から生まれた兄弟，姉妹，二卵性双生児の間では似ているところは
あるのですが，少しずつ違いが出てくるのです（写真9-3）．

　2個の対立遺伝子（例えばAとa）がある遺伝子座では，3種の遺伝子型
（AA，Aa，aa）が出現します．もしこのような遺伝子座が100あれば，3の
100乗という数えきれないほど多くの異なった遺伝子型の組み合わせが存在
すると計算されます（萩原，2002）．言い換えれば，人それぞれの遺伝子型
の違いが，体型，顔つき，性格などに異なった個性をもたらすのです．

　遺伝子型に注目して，運動能力との関連が研究されてきました（Zemp ら，

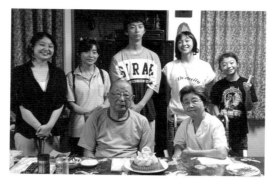

写真9-3　遺伝的要因の影響が強いとはいえ，祖父母と孫，孫同士の顔つきははっきり識別できる

2010)．例えば，11染色体q13，14にある遺伝子（ACTN3）は，筋線維のタイプⅡに関連するとされています．その遺伝子型はRR，RX，XXであり，RはXに比べスプリント／パワー系の運動能力に優れている形質が現れやすいのです．逆にみれば，Xはスプリント／パワー系運動能力に劣るといえます．

4．民族の間で遺伝子型の分布割合に違いが生じた

「遺伝子型は連続性を持たない．これに反して，遺伝子そのものは自己増殖作用を通して子へ伝えられるので，集団の中における各遺伝子の割合は時と共に比較的ゆるやかにしか変化しない．」といわれています（木村，1975)．しかし，前にも述べたように，人類はアフリカのサバンナから出て，地球上の暑いところ，寒いところ，雨の多いところ，少ないところ，標高の高いところ，低いところなど環境の著しく異なった場所へ散らばって行きました．このような生活環境の違いが，"適応・進化"といわれるように長い歴史の過程で，民族の間に遺伝子型の分布に偏りを生じさせたと推測されているのです．

　前にも触れましたが，ジャマイカ人やアメリカの黒人では，ACTN3遺伝

表9-1　民族間で見られた遺伝子型（ACTN3）の偏り
（Scottら，2010；Mikamiら，2014）

	RR型	RX型	XX型
ジャマイカ人	75%	23.0%	2.0%
アメリカの黒人	66%	30.0%	4.0%
日本の男性	22%	53.3%	24.5%
日本の女性	20%	53.3%	27.1%

子の RR 型が 70〜75％です．これに対して，日本人では 20〜25％という大きな違いがあると報告されています．これらの報告から，昔からいわれてきた「農耕民族である日本人は，狩猟民族に比べれば，すばやい行動能力では劣る」という可能性が浮かび上がってきます．また，スプリント／パワー系の能力に有利にはたらく遺伝子 ACE の DD 型を有する割合が，白人に比べアジア人が少ないという報告もこの事実を裏付けています（表9-1）．

　100 m 走で 10 秒を切った選手のほとんどが黒人で，2010 年にフランスの白人が初めて 9 秒 98 で走りました．日本人は 2018 年から 3 人が，10 秒を切って走るという記録をマークしました．このような違いの背景としては，優れたスプリント走選手を生みだす遺伝子型を有する，あるいは，タイプⅡ線維をたくさん有する人口の割合が，日本人の場合は少ない，言い換えれば，母集団が少ないため，10 秒を切るスプリント選手が誕生する数が少ないと推定されるのです．

▎5．遺伝子は個人差を生むが運動能力の決め手にはならない

　DNA の塩基配列において，1 個の塩基が他の人と違っている部分を一塩基多型と呼ぶと前に述べました．これまでに，多くの種類の一塩基多型が見つかっています．そこで，ある病気にかかっている人の群と健康な人の群とで，一塩基多型を比べ，病気の原因となっているかどうかが推測されています．

10万人の患者と10万人の健康な人について，DNAを調べた最近の研究では，がんになるリスクを高める配列の違いが起こる部位は，乳がんでは41カ所，卵巣がんでは8カ所，前立腺がんでは26カ所であると報道されました．1カ所だけでは高まるリスクは数％程度ですが，複数が組み合わさるとリスクは最高で4.7倍にまで増加すると報告されています．

しかし，リスクが高まるというだけで，100％がんになると断言できないのです．まして，これまで紹介したスプリント/パワー系の運動能力についての研究では，わずか2つの遺伝子が主として取り上げられているに過ぎません．これだけでは，どの遺伝子が運動能力に決定的な影響を及ぼすのか，といった結論を導き出すのは到底できません．

人体の生物学的仕組みは予想よりも複雑で，運動能力に個人差があるのは当然です．そして，その原因は今のところ特定できませんが，遺伝子が影響を与えるとういう事実を理解して，トレーニングの可能性と限界を運動指導に活かすべきではないでしょうか．

▌6．人間ではできないが遺伝的に運動能力が優れた集団の誕生

競走馬の中でサラブレッドと呼ばれる馬がいます．サラブレッド（Thoroughbred）という言葉は，"名門の出の人"を指すときに使われます．"名門の出の人"というのは，親子代々社会経済的にみて高い位置にあった人たちです．言い換えれば，確かに遺伝的につながっている豊かな階層の家系の人を指します．競走馬のサラブレッドは，血統書がついています．サラブレッドに付けられている血統書を200年以上前まで遡って行くと，3頭の雄にたどり着きます．この3頭の速く走れる馬の子孫を，何代も交配をし続けていき，農耕馬とは違った形質（速く走れる）を生まれつき持っている馬が誕生したのです（写真9-4）．

サラブレッドの脚の筋線維組成が調べられ，タイプII線維が75％以上を占めていると報告されています．ですから，サラブレッドは，生まれつき速く走れるのです．ところが，タイプII線維は短い時間しか活動できませんか

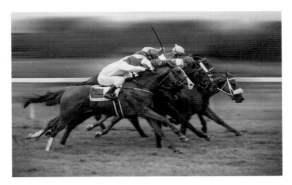

写真9-4　サラブレッドは200年以上も交配を続けて誕生した

ら，競馬で設定されている距離を走り通すのが困難です．そこで，成長期に
調教というトレーニングを受けて，酸化系エネルギー供給機能にも優れた筋
肉に育て上げるのです．

　短い距離を素早く走るラットを対象にして，長距離走能力に対する遺伝の
影響が研究されました．長距離走能力は，酸素を摂取する呼吸循環機能，酸
素を効率よく消費できる筋肉，走り方の上手下手など，さまざまな要因によっ
て決まります．前にも述べたように，多くの遺伝的要因の影響を受けますか
ら，能力は"優れた"から"劣った"までに分かれ，中程度を示す個体数がもっ
とも多くなる正規分布が予想されます．

　まず，数10匹のラットを一定のスピードで回転するトレッドミル上で，
走れなくなるまで走らせたときの走行距離を測定しました．走行距離が短い
ラットから長いラットまで，正規分布しました（図9-4）．

　次に，長く走った群（高能力群）からラット雄雌2匹ずつを，また長く走
れなかった群（低能力群）からラット雄雌2匹ずつを，それぞれ選び交配さ
せました．誕生したラットが成長した後，高能力群の子たち，低能力群の子
たちについて，トレッドミル上で走れなくなるまで走ったときの走行距離が
測定されました．

　結果は，それぞれの群の子たちの値も，正規分布しました．これら2つの
集団から，高能力群で優れた群，低能力群で劣った群から，雄雌2匹ずつを

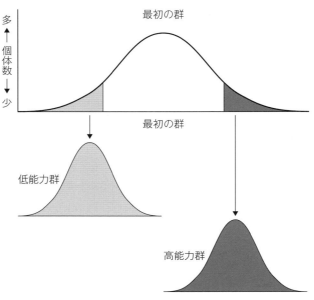

図9-4　ラットが一定のスピードで走れなくなるまでの時間は短いから長いまで
正規分布する（BrittonとKoch，2001より改変）

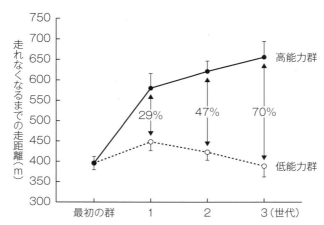

図9-5　選択交配させるのを繰り返していくと，長距離走能力に優れた
ラットの集団が誕生（BrittonとKoch，2001より改変）

選択し交配させます．このような実験を3回繰り返しました．その結果，低能力群と高能力群では，走れなくなるまでの走行距離は70%も違ったのです（図9-5）．

　面白いことに，低能力群の走距離は，最初のラットの成績とほとんど変わらなかった結果です．ラットには，もともと長く走り続ける能力は優れていないので，変化しなかったと推測できます．また，何代選択交配させても，その子たちの能力が正規分布するのです．長く走れる能力には，多くの要因が影響している事実を物語っているといえます．しかし，何世代か続けていくと，優れた能力に有利にはたらく遺伝的要因をたくさん持つようになるのです．

　人間では成長する期間が長いので，このような実験はできませんが，いろいろと示唆に富んだ結果を示しているでしょう．トップレベルのスポーツ選手同士が結婚して，その子も同じスポーツを選択する例がときどき報告されますが，トップレベルに達した例は少ないようです．

章 トレーニングや練習の効果は だれでも同じではない

1. 優れた成績を収める背景にはたくさんの因子がかかわっている

　すでに紹介したように，ジャマイカ人やアメリカの黒人のスプリンターは，ACTN3 遺伝子の RR 型の割合が 75 ％近くあると紹介しました．ところが，ジャマイカのふつうの人やアメリカのふつうの黒人の ACTN3 の遺伝子型を調べたところ，スプリント/パワー系運動能力に有利にはたらくとされる遺伝子型をたくさん持っている人の割合は，スプリンターと比べてほとんど同じであるのが明らかにされました（表10-1）．ですから，スプリントで優れた成績を上げる人は，遺伝的要因だけによるのではないと断言できます．

　神経・筋系のはたらきが，パフォーマンスのカギを握るといわれるフィギュアスケート，飛び込み，体操などが，低年齢から練習を開始した方が有利であるとされてきました．そして，最近では，卓球やゴルフなどの球技に

表10-1　優れたスプリントの能力を発揮できる選手とふつうの人の遺伝子型を有している割合は同じ（Scottら，2010より改変）

ふつうの人（男子）		RR型	RX型	XX型
ジャマイカ人	34名	75%	23%	2%
アメリカの黒人	191名	66%	30%	4%
スプリント/パワー系アスリート（男子）		RR型	RX型	XX型
ジャマイカ人	116名	75%	22%	3%
アメリカの黒人	114名	79%	32%	2%

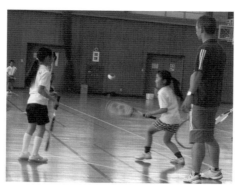

写真 10−1　子どものころからの練習が大切

　おいても，幼児から練習をはじめ比較的低年齢であるにもかかわらず，トッ
プレベルで活躍する選手が目につくようになりました（写真 10−1）．

　だからといって，幼児期から練習を始めたとしても，必ずしもトップレベ
ルに到達するとは限りません．なぜなら，スポーツのパフォーマンス（でき
ばえ）にかかわる器官，機能がたくさんあり，発達する年齢がずれているか
らです．

　発達の時期の違いについては，脳・神経系が主役となる技術の向上は 11
歳以前に，呼吸循環・筋系が主役となる体力（ねばり強さ）は 12〜14 歳，筋・
骨格系が主役となる体力（力強さ）は 15 歳以上という目安が提示されていま
す（図 10−1）．年齢がそれより早くても効果は薄いし障害をもたらす危険
があり，逆にそれより遅いと効果があまり上がらないので，注意して欲しい
のです．

　多数の器官，機能がかかわる野球選手の能力を，イチロー選手について考
えてみます．イチロー選手は，メジャーリーグで 10 年間連続して 200 本安
打を打つという記録を残しました．その背景を考えてみれば，いくつかの要
因が整っていなければならないことが推察されます（写真 10−2）．それら
は，次のような 5 つの能力です．

- 常時試合に出場できるために，シーズン中病気にかかりにくい，怪我を
  しない

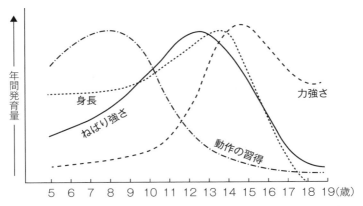

図10-1　子どもの発達曲線：身長の伸びと合わせて年間発達量で表した（宮下，1980b）

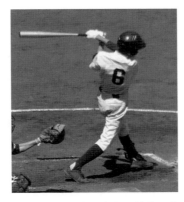

写真10-2　野球のバッターの求められる能力はたくさん考えられる

- 飛んでくるボールがよく見える動体視力が優れている
- 内野安打となるように速く走れる
- 速いボールに遅れないようにバットを振るスピードが速い
- タイミングよく打てるように投げられるボールの種類を予測できる

　上記した5つの運動能力それぞれ，100人中の順位をつけて，上位5位以内に入る人を優れているとします．このような条件で，何％の人が当てはまるかという確率を計算してみます．優れた能力を5つのうち1つも持ってい

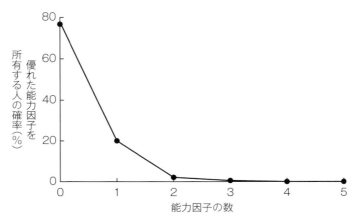

図10-2　優れた成績を残せる5つの能力を持ち合わせる人の確率（宮下，2002a）

ない人は77％で，5人に4名の割合，ほとんどの人が当てはまります．1つは持っている人は，20％で5人に1人という割合です．2つ持っている人は50人に1人ぐらい，3つ持っている人は1,000人に1人ぐらいで，対象とする能力の数が増えるほど優れた人の存在する確率が大幅に少なくなっていきます．そして，5つの能力をすべて持ち合わせる確率は，ほとんどゼロに近いのです．このように，可能性を計算してみると，イチロー選手は，きわめて稀な存在なのがわかります（図10-2）．

　このような想定から計算される結果を参考にすれば，イチロー選手はいろいろな機能の能力に有利にはたらく遺伝子型に恵まれていて，ピッチャーの投げるいろいろな球種のボールを的確に打ち返すという優れた能力を，長期間保持できるのだと考えられます．

　ところが，遺伝子型研究が盛んになった最近，複数の遺伝子が有利にはたらく対立遺伝子を，すべて持っている人の割合は稀であると指摘されました．例えば，筋パワーに関連するという遺伝子型を持っている人の存在する確率が計算されています．それによると，遺伝子型のうち「有利にはたらく」とされる対立遺伝子22個すべてを持っている人が存在する確率は，0.000003ときわめて低いというのです．そして，筋パワーに関連するという22個の

遺伝子型のうち，有利にはたらく対立遺伝子をたくさん持っている人，あるいは，ほとんど持っていない人の存在は少ないというのです（Hughes ら，2011）．

多くの人は，有利にはたらく対立遺伝子をたくさん持っていないので，きわめて優れた能力を身につけられません．しかし，半分ぐらいしか持っていない人でもトレーニングや練習をするという努力によって，ある集団の中で能力が優れているか，劣っているかが決まるといえます．

2．同じ練習をしても効果に個人差がでる

スポーツに関する研究のほとんどの報告は，ある集団を練習させた群とさせなかった（対照）群とに分けて，練習結果を統計的に比較して有意差が認められれば効果があったというものでした．しかし，練習をしたすべての人が向上したとは限りません．対象者が多数であれば，すばらしく向上した人から，わずかしか向上しない人がいて，中間の人がもっとも多いのがふつうです．言い換えれば，練習をしなければ能力は向上しませんが，練習をしたとしてもすべての人が優れた能力を獲得できるとは限らないのです．

テニスのグラウンド・ストロークの能力についての仮説が，提示されています．単にラケットを振れるという低いレベルから，相手の動きを予想して打ち返しにくいところへドライブ・ボール，ロビング・ボールなどいろいろな種類のボールを，スピードを変えて打ち返せるという高いレベルまでの能力を，6つの段階に分け“できる”，“できない”を能力判断の尺度としています（図 10-3）．

練習して 1 カ月もすれば，ボールを相手のコートへ打ち返せる人がでてくるでしょうし，相変わらずラケットは振れるがボールに当らない人がいるかもしれません．それが，1 年，2 年と練習を続けていけば，ほとんどの人がボールの飛んでくるところに応じて打ち返せるようになります．そして，人数は少ないでしょうが，単に打ちやすいところへきたボールだけを打ち返せるという人がいるでしょうし，どんなところからでもいろいろな種類のボールを

・相手の動きを予測して目標としたところへ
　いろいろなボールを打てる
・目標としたところへいろいろな種類のボー
　ルを打てる
・目標としたところへボールを打てる
・飛んでくるボールの種類に応じて打てる
・位置の違ったところへ飛んでくるボールを
　打てる
・スピードを変えてボールを打てる
・ボールを相手のコートへ打ち返せる
・飛んでくるボールを打てる
・弾ませたボールを打てる
・体重の移動をともなってラケットが振れる
・ラケットが振れる

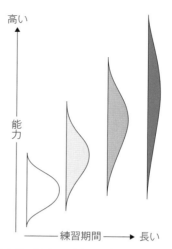

図10-3　テニスの練習効果の個人差（宮下，2002a）

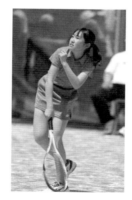

写真10-3　テニスの技術にはいろいろな段階がある

目標としたところへ打ち返せる人がいるでしょう（**写真 10-3**）．

　このような個人差が現れるのは，テニスのストローク技術ばかりではありません．何人かの人たちを対象に，体操，水泳，球技などを一斉に指導をするとき，手や足をうまく動かせる，あるいは，ボールなどをうまくあつかえるようになるのが，早い人，遅い人がいるのは，よく見られます．

このような違いが生じるのは"巧みさ"という高次中枢神経系の複雑なはたらきが動作に要求されるからです．同じように高次中枢神経系が関与する学業成績において，同じ先生が授業を行ったクラスの中で成績のよい子とあまりよくない子がでてくるのと似ています．ですから，スポーツにおいても学業においても，指導者は個人差がでるのが予想されるという事態を理解しておくべきです．

■ 3．同じトレーニングをしても個人差がでる

他方，レジスタンス・トレーニングを実施して筋力が増強されるのは，神経系も関与しますが，主として筋線維自体が太くなるからです．また，エンジュアランス・トレーニングを実施して最大酸素摂取量が増加するのは，主として心血管系機能と筋肉細胞での代謝機能が向上するからです．このように巧みさ（高次中枢神経系のはたらき）が関与しないと思われる筋力や最大酸素摂取量が，トレーニングによって増大する割合にも大きな個人差が見られるという実験結果が報告されています．

レジスタンス・トレーニングを実施すれば筋力が増大する，あるいは，エンジュアランス・トレーニングを実施すれば最大酸素摂取量が増加するという研究結果は，これまで数え切れないほどたくさん報告されてきました．これらの報告は，筋力や最大酸素摂取量を平均値と分散の値で見れば，トレーニングをしない群に比べて，トレーニングをした群では，統計的に有意に増加するという研究です．

しかし，これらの研究結果を詳しく調べてみると，増加するにしてもその増加の割合には，大きな個人差が見られるものがあったというのです．このことから，トレーニング効果に見られる個人差を改めて検討しようと，次のような実験が行われました．

対象者は，89名の男性と86名の女性で，特別なトレーニングをそれまで行ってこなかった健康な人たちです．これらの対象者は，男女に分かれ，さらに，レジスタンス・トレーニング（S）群，エンジュアランス・トレーニ

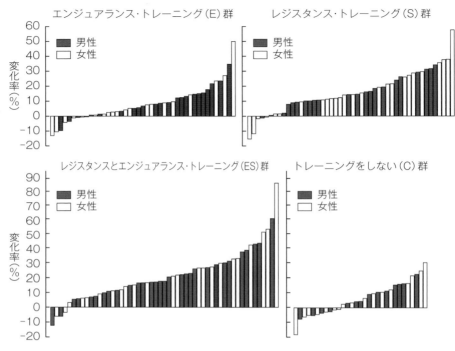

図10-4　レジスタンス・トレーニングによって筋力が増加した割合に見られた個人差
　　　　（Karavirtaら，2013より改変）

ング（E）群，両方のトレーニングを並行して行う（ES）群，トレーニング
をしない対象（C）群の4つに分けられました．S群，E群は週2日の頻度で，
ES群は週4日の頻度で21週間トレーニングを行いました．C群はトレーニ
ングを行いませんでした．

　ES群は，1週間にS群と同じトレーニングと，E群と同じトレーニング
を交互に，2回ずつ計4回行いました．トレーニング前後に，脚の伸展等尺
性筋力と，自転車エルゴメータ漸増負荷方式で得られる極大酸素摂取量と，
が測定されました．筋力は，大きく増強した人からほとんど増強しない人ま
で個人差は大きかったのですが，平均して見ればS群とES群はE群，C群
に比べてトレーニングによって明らかに増強していました（図10-4）．

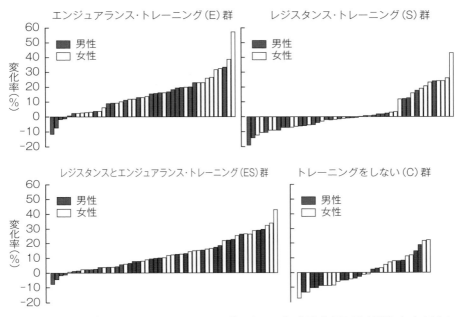

図 10-5　エンジュアランス・トレーニングによって極大酸素摂取量が増加した割合に
　　　　見られた個人差（Karavirtaら，2013より改変）

　また，極大酸素摂取量も，増加した人からほとんど変わらない人まで個人
差は大きかったのですが，平均すればE群とES群はS群，C群に比べてト
レーニングによって明らかに増加していました（**図 10-5**）．

　ES群（両方のトレーニングを並行して実施した群）での筋力と極大酸素摂
取量の増加割合には，大きな個人差が見られました．ところで，興味ある点
は，特別トレーニングを実施しなかったC群でも，21週間の間に，筋力や
極大酸素摂取量にかなりの変動が見られたという結果です．

▎4．遺伝子型の違いがトレーニング効果へ及ぼす影響

　エンジュアランス・トレーニングの効果が，遺伝的要因との関連から調べ
られています（Bouchardら，2011）．まず，最大酸素摂取量（**写真 10-4**）

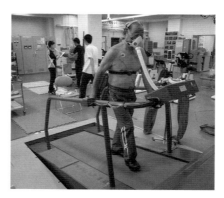

写真10-4　最大酸素摂取量の測定

のトレーニング効果に関連する 21 個の対立遺伝子の数で，それぞれの遺伝子を分類しています．トレーニング効果の低い（遺伝的に劣る）同じ対立遺伝子を 2 個持っている場合を 0 点，トレーニング効果の高い（遺伝的に優れている）対立遺伝子を 2 個持っている場合を 2 点，それぞれを 1 個ずつ持っている場合を 1 点とします．

　このように遺伝子型の対立遺伝子の数によって分類すると，対象となった人たちは，0 点から 42 点に分類されます．結果を整理してみると，ほとんど持っていない人（0～6 点）も，たくさん持っている人（33～42 点）もいなくて，対象となったすべての人たちは 7～32 点の範囲に分布していました．

　遺伝的には劣っているとみなされる得点が 9 点以下（32 名）の人のエンジュアランス・トレーニング効果は，最大酸素摂取量が平均 221 mL／分増加しました．それに対して，遺伝的に優れているとみなされる 19 点以上（52 名）の人では，平均 604 mL／分の増加でした．その差は，平均して 383 mL／分という大きな違いであったと報告されています．

　ですから，運動習慣のないふつうの人を対象としてエンジュアランス・トレーニングを実施させると，遺伝的要因が大きく影響するという事実を，事前に承知しておくべきでしょう．だれもが，エンジュアランス・トレーニングを実施しても，持久性能力は大きく向上しないのです．

11章 運動プログラム作成の基本

1. アメリカのチーム専属医師への提言

　チーム専属医師（Team Physician）については，1章において簡単に紹介しました．2014年に，アメリカのスポーツ医学関連の6学会が，チーム専属医師に対して統一見解を発表しています．スポーツ選手が行うS＆Cと略されるストレングス（Strength）とコンディション（Conditioning）についての提言です．

　この言葉の意味を，改めて考えてみましょう．フォース（Force）ではなく，ストレングス（Strength）を使っています．フォースが外部にはたらきかける力を表しているのに対して，日本語では同じ力でも，ストレングスは能動的ばかりではなく，受動的な強靱さをも表しています．ですから，運動を遂行する力ばかりではなく，暑さ，寒さ，あるいは，病原菌に対する抵抗力，衝突しても跳ね返す，あるいは，衝撃力をやわらげる強靱さ，負けたり，やじられたりしたとき落ち込まない精神の強靱さ，などが含まれます．

　コンディショニングは，これまで使われてきたように，競技会に備えて体調を整える方策です．したがって，ストレングスとコンディショニングは，選手が競技力向上を目的とした運動プログラムを構成する2大要素といえます．選手が病気や怪我にならないように気を配るチーム専属医師に対する提言は，スポーツ指導者とって参考になると思い，著者の考えを加えて紹介します（写真11-1）．

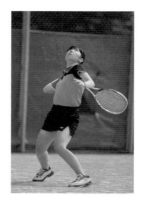

写真11-1　競技種目によってトレーニングや練習は違うので，
それぞれの選手に適当な内容のプログラムを作成する

2．トレーニングの条件

（1）特異性

　筋肉の収縮様式（短縮性か，伸張性か，等尺性か），負荷の力学的特性，消費するエネルギー量などいろいろな要件に応じて，トレーニングがもたらす刺激は変わります．言い換えれば，からだのトレーニングに対する適応の程度は，トレーニングの要件によって変わります．スポーツ選手の競技成績は，このトレーニングの要件に見合って発達した能力によって決まります．ですから，スポーツ指導者は競技会での成功を目指すスポーツ選手たちが，選択したスポーツに必要とされる要件をよく理解するように指導すべきです．

（2）負荷の漸増

　筋力，筋パワー，持久力を向上させるためには，トレーニングの負荷（強さと量）を徐々に漸増させ，選手の発達に見合った運動のプログラムをつくります．基本的には，スポーツ選手それぞれにとってほどよい程度の運動から始め，目標にむかってしだいに，運動する頻度，強さ，継続時間，量，テンポを増やしていきます．その際のキーとなる内容は，次の点です．

　●頻度：ある期間内にトレーニングを実施する回数

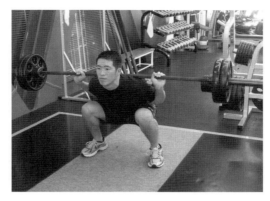

写真 11-2　レジスタンス・トレーニングでは負荷の大きさと反復回数を選択する

- 強度：最大能力に対する割合（例：最高心拍数に対する割合，1回挙上できる重量に対する割合，主観的運動強度）
- 継続時間：トレーニングに費やす時間
- 量：トレーニング中に遂行された運動の総量（例：総走行距離，持ち上げた総重量）
- テンポ：時間内に運動を完了するスピード

（3）優先順位

　運動のプログラムのすべての要素を，同じ時期に，同じ割合で，同じ量を行う必要はありません．スポーツ選手の能力と選択したスポーツ種目に特有な要件を考慮して，優先順位を決めます．望ましい優先順位を決めれば，怪我の危険性を少なくさせ，競技会で最高の成績をもたらします．プログラムに変化をもたせると，トレーニングの実践に飽きをきたさない，やる気を失わせない，そして，疲労からの回復を早める結果をもたらします．

（4）反復回数

　筋肉へ与える効果は，選択した強さの運動を何回反復するかによって，次のように決めます（**写真 11-2，写真 11-3**）．

- 重い負荷での運動は，1 RM の 85 ％に相当する負荷で 6 回以下反復
- 軽い負荷での運動は，1 RM の 60 ％に相当する負荷で 12 回以上反復

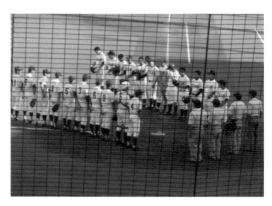

写真11-3　野球では，捕球，投球，打撃，走塁などさまざまな能力が要求
　されるので，負荷の強さ，反復回数をそれぞれに決めなければならない

- 筋肥大を目指す運動は，1 RM の 65〜85 ％の負荷で 6〜12 回反復
- 筋パワーの向上を目指す運動は，1 回の動作で発揮するパワー（例：走り高跳び）か，連続する数回の動作で発揮するパワー（例：バスケットボール）かによって，筋パワーのトレーニング負荷を決める（1 回の動作で完結する場合：1 RM の 80〜90 ％の負荷をかけて 1〜2 回遂行．数回の動作を継続する場合：1 RM の 75〜85 ％の負荷をかけて 3〜5 回遂行．）

3. コンディショニングの内容

　コンディショニングは，運動の形式（例：インターバル・トレーニング，レジスタンス・トレーニング，エンジュアランス・トレーニング）と，運動の様式（例：ランニング，サイクリング，スイミング，ローイング，スケーティングなど），ボディ・ケア（例：ストレッチング，マッサージなど）との組み合わせから構成されます．コンディショニングの内容は，期分けして，優先順位をつけて決めますが，技術の練習，競技会を考慮した調和のとれたものとしなければなりません．

（1）期分け

　競技会シーズン中のある時期に最高の競技成績が収められるようにと，トレーニングの内容を計画的に変化させることを"期分け"（Periodization）といいます．"期分け"して，トレーニング内容を計画的に変化させるのは，スポーツ選手の身体機能と成績を競技会当日に最高の水準にもっていくカギです．

（2）期分けの周期

- 長い周期：一般的に広く行われているのは1年間で，オフシーズン，シーズン前期，シーズン中に分けられます
- 中程度の周期：1〜6カ月間
- 短い周期：1〜4週間

（3）期分けしたプログラムの種類

- 古典的期分け：周期の長さに応じて，順次運動の強さを高めにしていきピークに達したら，競技会に向かって運動の量を減少させていきます．一般に，パワー系のスポーツ選手（例：ウェイトリフティング，棒高跳び）によって取り入れられています．
- 波動的期分け：シーズンが長い，あるいは，競技会がたくさん行われるスポーツ選手，そして，技術練習を必要とするスポーツ選手（例：テニス，ゴルフ，卓球など）むけです．短い周期の中で運動の強度や量を大きく変化させるのが特徴です．
- ブロック期分け：中程度の周期の中で集中的にコンディショニングを行い，短い期間の休息を取り，疲労から回復させます．

4．オーバー・トレーニング

　スポーツ選手やそのコーチたちは，矛盾した状態に置かれているといえるでしょう．なぜなら，競技力を高いレベルに引き上げるためには，長い期間強い強度のトレーニングを行うのが不可欠であると認める一方で，過剰なトレーニング（オーバー・トレーニング：Over Training）は競技力を低下させ

る事実を経験的に知っているからです.

　オーバー・トレーニングという言葉は，通常スポーツ選手が悪い状態に陥った原因として，トレーニングのやり過ぎを理由としてあげるときに使われています．この場合，健康状態が急に悪くなるという種類のものではありません．慢性的に疲労させ，競技力がしだいに低下していく過程を指します．この状態は，オーバー・ワーク（Over Work）とも呼ばれます．

　また，オーバー・トレーニングは，競技成績が極端に悪くなったり，障害を引き起こしたりする種類のトレーニングを指す場合もあります．この種のトレーニングは，成績の低下や障害の程度からわかりますから，すぐに修正できます．

　慢性的に進行していくオーバー・トレーニングの状態は，これまでに，多くのコーチや選手たちが気づいていた事態ですが，組織的に科学的研究が始められたのは，きわめて最近です．例えば，起床直後の心拍数や心電図のT波の変化は，オーバー・トレーニングの兆候を指すと報告されています．また，筋力の低下，最大酸素摂取量の減少という最大能力が低下する結果も兆候とみなせます．さらに，最大下の一定の強さの運動中の酸素摂取量の増加（経済性の低下），酸素脈（酸素摂取量÷心拍数）の減少，主観的運動強度の増加，血中乳酸濃度の増加も，有力な指標になると報告されています．

　一方，血液中の生化学物質もオーバー・トレーニングの兆候を知る上での検査項目として使えます．血液中のクレアチンキナーゼ（CPK）は，骨格筋の損傷の度合いを示しますから，クレアチンキナーゼ濃度が高くなると，オーバー・トレーニングとの関連が疑われるでしょう（**表11−1**）．

　最近では，ストレスに反応するカテコールアミン，モルフィン様物質，脳下垂体ホルモンのACTH，副腎皮質ホルモンのコルチゾールなどの血中濃度が高い状態では，オーバー・トレーニングの症状を示すとされています．また，安静時での男性ホルモンであるテストステロンとコルチゾールも，代謝の状態（同化対異化のバランス）を表すので役に立つのではないかとされています．

　オーバー・トレーニングの状態は，各種の病気の発症とかかわる場合が多

表11-1　オーバー・トレーニングの兆候（宮下，2002a）

● 自覚症状	● 血中成分の変化
感動力の低下（がんばれなくなる） 食欲不振（食べたくない） 不眠（よく眠れない）	赤血球数の減少 CPK濃度の増加 ホルモン分泌量の変化
● 他覚症状	● 免疫細胞
体重の急激な減少 動作が緩慢に見える 顔色が悪い	白血球数の増加 ナチュラルキラー細胞の増加

いので，免疫機能のうち血中のリンパ球の状態やT細胞の機能について調べることによって知る可能性があるかもしれません．また，心理的な側面では，感動力の低下，食欲不振，いらだち，不眠などがあります．

　以上述べてきたように，オーバー・トレーニングの兆候を指すものはいくつかありますが，これがよいと明確にはいえません．今後，この方面の研究がますます行われるべきでしょう．

5．テーパリング

　アメリカの18名の大学水泳選手が，シーズン最後の競技会までの2週間，1日あたりのトレーニング量（泳ぐ距離）を4,500mから2,300mへと減少した結果，全員が自己最高記録で泳げたと報告されています．この背景には，テーパリングによって筋線維の内タイプⅡaが太くなり発揮するパワーが増加したからだとしています．酸化系エネルギー供給能力の高いタイプⅡa線維の強さが増し，よい記録がマークできたと推定されます（Trappeら，2000）．

　一般的に，スポーツ選手はある期間のトレーニング後，競技会にむけてトレーニング量を徐々に減らしていきます．これをテーパリング（Tapering）と呼び，身体各部の組織，器官の修復やエネルギーの補給など，を促進させるようにします．テーパリングが成功したかどうかは，最終的には競技成績

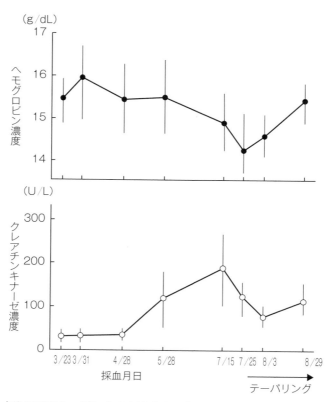

（g/dL）

ヘモグロビン濃度

（U/L）

クレアチンキナーゼ濃度

3/23 3/31　4/28　　5/28　　　7/15 7/25 8/3　　8/29

採血月日

テーパリング

図11-1　水泳選手のシーズン中の血液成分の変動（Yamamotoら，1988より改変）

で判断されます．しかし，その過程で血液中の成分の変化を調べることによって，ある程度予測できるのではないかと調べてみました．

　これまでの研究を調べてみると，トレーニングによって赤血球が破壊されたり，筋肉に微細な損傷が生じたりするので，血中のヘモグロビン濃度が低下し，血清クレアチンキナーゼ（CPK）濃度が上昇するのがわかっています．そこで，日本の20名の大学水泳選手について，水泳シーズンが始まる3月からインターカレッジが行われる8月末まで定期的に採血し，血液成分の濃度を調べました（Yamamotoら，1988）．水泳トレーニングの最盛期の5月下旬から7月には，水泳距離は1日およそ10,000 mでした．その間，クレ

アチンキナーゼ濃度は上昇しピークに達し，対照的にヘモグロビン濃度は低下し続けることがわかります．そして，競技会に向けてテーパリング期に入ると，しだいにクレアチンキナーゼ濃度は減少し，ヘモグロビン濃度は上昇します（図11-1）．

このように，赤血球や筋肉にかかわる血液成分に対照的な変化が見られるのは，それらがトレーニングから競技会に向けて体調を整えるテーパリングの良し悪しを判断するための指標になりうるといえるでしょう．

▌6．スポーツ選手に応じて運動プログラムを修正

（1）若いスポーツ選手

レジスタンス・トレーニングとエンジュアランス・トレーニングとは，からだが成熟過程にある若いスポーツ選手にとって有効です．適度に実践すれば，怪我をする可能性を増やす心配もありません．しかし，若い選手は，身体的にも心理的にも未発達ですから，休息を積極的にとることと，疲労からの回復を図ること，を考えて運動のプログラムを作成する必要があります．成熟前での筋力の増加は，筋線維の動員と活動が同期するようになって生じます．そして，骨格が成熟するにつれて筋量が増加し，筋力がさらに増大されます．

（2）女性のスポーツ選手

レジスタンス・トレーニングとエンジュアランス・トレーニングとに対する女性選手の反応は，男性の場合とほとんど同じです．ただし，妊娠中はプログラムを変更しなければなりません．また，女性の場合，男性に比べると筋肉の肥大は，小さい傾向にあります．

（3）身体的，知的障害のある選手

障害のある人がスポーツをする機会が増え，参加する機会が広がってきました．スポーツへ参加して身体活動を行う習慣は，身体的，知的障害のある人に対してよい効果をもたらします．しかし，運動プログラム（運動様式の選択，頻度，強度，継続時間，量，テンポ）は，障害の部位，程度によって

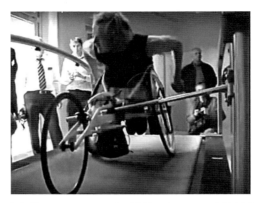

写真11-4　障害者のトレーニングや練習においては事故が発生しないよう
にプログラムの内容，環境に万全の準備をしておくことが求められる

変更しなければなりません（**写真 11-4**）．また，スポーツへ参加するとき，使いやすい用具，人工装具，その他の人工物を上手に利用すれば，怪我の危険性を軽減させます．

　特に注意すべき点は，体温調節，皮膚の障害，心血管系機能，関節の不安定性，痙性麻痺などを含む医学的問題を抱えている場合に，ストレングスとコンディショニングのプログラムを構成するときは，個々の人の症状に特別に注意をはらうべきです．また，緊急事態に備えて，必要とされる救急救命用品や医薬品を用意しておかなければなりません．

12章 女性アスリートの3主徴

20世紀の終わりころから,「Female Athlete Triad」という言葉が広がり始めました(Otisら,2007).「女性アスリートの3主徴」と訳されています.主として女性が,スポーツ活動に積極的に参加することによって発生する健康障害です.

1. 三角形の表示から立体的標示へ

3主徴とは,摂食障害,無月経,骨粗鬆症とされていました.それが,摂食障害の有無に関係なくエネルギー不足によって,月経が不順となり,骨密度は低下するといわれるようになりました.さらに,2014年には,健康な状態から病的な状態まで矢印で示すような連続的な構造が提示されたのです(図12-1).

図中の両端の三角形を結ぶ3本の矢印は,双方向に可逆的で,良い方向へも悪い方向へも変化しうる可能性を示しています.一方,両端の三角形の矢印は,エネルギー不足は性周期と骨密度へ影響する可能性を示しています.

言い換えると,エネルギー摂取量が最高水準にあれば,骨の健康状態は最高で,月経も正常であるというのです.それが,摂食障害の有無にかかわらずエネルギー摂取量が減少していけば,病的ではないにしても月経に異常が生じてくるし,骨密度は低下してくるというのです.そして,摂食障害の有無にかかわらずエネルギー摂取量が最低水準になれば,視床下部機能の低下がもたらす無月経となり,骨粗鬆症に陥ると説明されています(写真12-1).

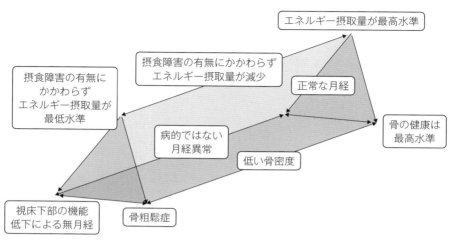

図12-1　女性アスリートの3主徴の構成（Nattiveら，2007より改変）

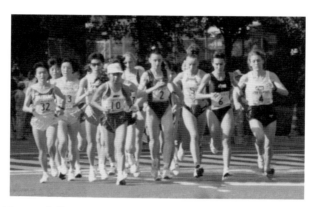

写真12-1　女性アスリートは，男性と異なる特有の問題を抱えている

2．新しいRED-Sの提案

　Triad を越えるものとして「Relative Energy Deficiency in Sport（RED-S）」が，IOC から提案されました（Williams ら，2019）．"スポーツにおける相対的エネルギー利用不足" と訳されると思います．

　この RED-S という新しいモデルは，次のように定義されています．「食事

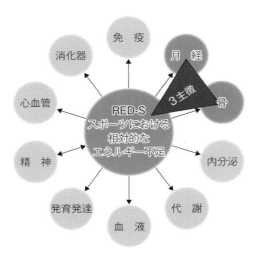

図12-2　RED-Sと健康と生理的システムとの関連（Williamsら，2019より改変）

として摂取するエネルギー量と，からだの恒常性，健康，日常生活活動，成長，スポーツ活動を維持するのに必要とされるエネルギー量との相対的なエネルギー不足状態を指す.」

　ここでエネルギーという言葉を使っているのは，理にかなっているといえます．人間は眠っているときのように"生きている"ときも，運動するときのように"生きていく"ときも，エネルギーを必要とします．ですから，栄養（Nutrition）とか，食事（Food）といった言葉よりも科学的にいえば，必要とするエネルギー量を起点とする方が的確な表現でしょう．

▌3．女性アスリートの3主徴とRED-Sの関係

　3主徴の1つ"エネルギー不足"が，RED-Sの中心となります．この中心から，3主徴の2つを含む10個の健康と生理的システムへ影響を与えます．言い換えれば，RED-Sは，相互に関係する心理的側面を除いて，排卵機能と骨の健康に加えて，タンパク質の合成，心血管系の健康などの生理的機能に，直接影響を与えるというのです（図12-2）．

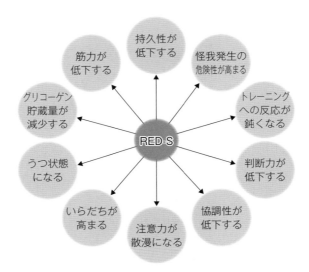

図12-3　RED-Sのいろいろな面への悪影響（Williamsら，2019より改変）

　さらに，グリコーゲンの貯蔵量が減少する，持久性が低下する，怪我の発生の危険性が高まる，トレーニングに対する反応が鈍くなる，判断力が低下する，動作の協調性が低下する，注意力が散漫になる，いらだちが高まる，抑うつになるなど，いろいろな面にRED-Sが悪い影響をもたらすのです（図12-3）．

　日本では駅伝の人気が高く，中学校，高校のたくさんの女子生徒たちが長距離走へ挑戦しています．そして，走り過ぎて摂食障害に悩まされたり，骨粗鬆症となったりという例が頻繁に報道され，積極的な対応の必要性が指摘されています．また別に，卓球，フィギュアスケート，器械体操などの競技種目へ興味を持ち，低年齢から猛烈に練習に励む女子が増えています．このような女子スポーツ選手たちが，健全な競技生活が送れるように，保護者やスポーツ指導者は "女性アスリートの3主徴" と "RED-S" を十分に理解し，見守って欲しいと思います．

13章 身体運動の実践がもたらす疾病予防と健康の保持

　現在，身体運動を実践する人は，女性も男性も，子どもから老人まで，障害のあるなし，スポーツに興味があるなしに，かかわらず増加しました．多くの人たちにとって，病に悩まされず健康を保持するには，日ごろからの身体運動の実践が欠かせないという知識が広まったからでしょう．

　「人類の歴史は，私たち人間が日ごろ行う身体運動の程度が反映されたもの，そして身体運動の程度によって形作られたものです．また，人類の長い歴史を通して私たち人間が生き延びてきた背景には，行動的な生活態度が積極的な役割を果たしてきたのは明らかです．しかし，食糧の生産と分配，交通の手段，労働の形式，その他の領域での進歩によって，人々の間で "効率の良さ" や "便利さ" を求める行動が高まりました．その結果，からだを動かす機会を，私たちから奪ってしまったのです．広く国民全体にいえることですが，職場で，家庭で，移動で必要とされる身体運動の軽減，仕事や余暇での身体運動量の減少は，アメリカ合衆国をはじめとして地球規模で主要な死亡原因である非伝染性疾患の発症の引き金となっているのです．」

　以上のような内容の前書きが書かれた「アメリカ合衆国身体運動ガイドライン作成委員会レポート」が，アメリカポーツ医学会機関紙に掲載されました（King ら，2019）．身体運動，スポーツ，健康に関連する数100名の医科学研究者が手分けして，これまで報告された論文を精査してまとめた最新の情報です．スポーツ指導者にとって知っておくべき内容と思われますので，本書のまとめとして紹介します．

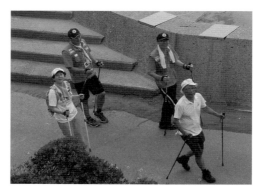

写真 13-1　病気の予防には，歩く方がずっといい

1）歩数は，からだを動かす程度を判断する有効な指標

54,000（人×年）以上を追跡調査した結果，1 日に 10,000 歩まで歩くのを目標に 2,000 歩ずつ増加させていくと，2,000 歩増えるごとに心血管系疾患の発症率は 10 ％低下する傾向にあります．また，歩くのを始めたときから 2,000 歩増加させるごとに，糖代謝機能が劣る人の心血管系疾患の年間発症率は 8 ％減少する傾向にあります．このように，これまでいわれてきた 1 日の歩数が多い人の方が，すべての原因による死亡率，心血管系疾患の危険性，2 型糖尿病の発症などを減少させることが，改めて確認されました（**写真 13-1**）．

ところで，"老化は足から"は，「肉体の老化は足の衰えから始まるということ」と説明されています（時田，2000）．「年を取るにしたがってだんだんと肉体の衰えが現れるようになる．その老化の最初の兆候は，足に現れるとするのがこのことわざ.」と説明が付け加えられています．

Brahms ら（2021）は，歩く能力は歩くスピードに端的に現れるとして，年齢による変化を示しました（**図 13-1**）．日ごろよく鍛錬している人，ふつうの人，運動をしない人に分けて比べていますが，加齢が進むと 20 歳をピークに歩行スピードが低下し，3 者の差が広がっていくのは明らかです．そして，移動するのが困難になる危険性は，運動しない人では 50 歳後半から，ふつうの人では 75 歳ころから高まるのがわかります．

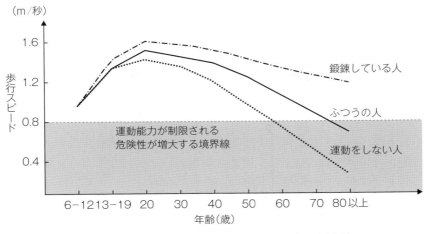

（m／秒）

1.6

1.2

0.8

0.4

歩行スピード

6-12 13-19 20 30 40 50 60 70 80以上
年齢（歳）

鍛錬している人

ふつうの人

運動をしない人

運動能力が制限される
危険性が増大する境界線

図13-1　歩行スピードの変化（Brahmsら，2021）

　0.8 m／秒のスピードでしか歩けない人では，トレーニングすれば1.0 m／秒で歩ける水準にまで向上します．同様に1.0 m／秒で歩ける人では，1.2 m／秒で歩ける水準にまで回復できます，というように改善の幅は相対的に小さくなっていきます．そして，最初から速く歩ける人では，運動の効果はさらに少なくなっていきます．このことから，Brahmsら（2021）は，次のように述べています．「運動処方の対象者が低いレベルにあれば，通常の運動を指導すれば効果が上がるが，対象者がすでに高いレベルにあれば，その水準に合わせた個人別の運動処方をしなければならない．」グループで指導するウォーキング・インストラクターは，すべての人が満足できるように，対象者の初期能力を考慮すべきだといえます．

　ここで注釈を加えておきます．Brahmsら（2021）は，歩行スピードから歩行能力を判定していますが，0.8，1.0，1.2，1.4 m／秒というスピードを区切りとしています．性，年齢を分けて示していないし，民族の違いも考慮していません．しかし，秒速0.8 mは時速2.9 km，1.0 mは3.6 km，1.2 mは4.3 km，1.4 mは5.0 kmであり，大まかに分類し能力を判定する基準としては，日本人にも当てはまると著者は考えています．

2）短い身体活動でも継続すれば健康改善に有効

身体運動を 10 分間以上継続するのが有効とされてきました．しかし，継続時間が 5 分間以下でも，中程度から高い強度の運動での身体運動を続けていけば，10 分間以上に比べてすべての原因による死亡率は変わらないという報告もあります．

また，1 回の継続時間が 10 分間以下でも，10 分間以上と比べ，健康に関連する指標が同じように改善されます．このように，運動時間が短くても効果が変わらないという結果は，運動嫌いな人にとっては朗報でしょう，とまとめられています．

3）高強度インターバル・トレーニングは心血管系・代謝系疾患の予防に有効

これまでは，健康との関連で中程度の強度の持続的運動が注目されてきましたが，最近では，高強度のインターバル・トレーニングに興味がもたれるようになりました．その結果，断定できませんが，高強度インターバル・トレーニングは，インスリン感受性，血圧，身体組成の改善効果があります．特に，ふつうの人に比べて，心血管系疾患，高血圧症，糖尿病にかかりやすい肥満気味の人には，効果が高いと報告されています．

4）運動不足な日常生活は健康へ悪影響

身体運動が不足している日常生活は，すべての原因による死亡率，心血管系疾患による死亡率，ただちに死にいたらない急性心血管系疾患，2 型糖尿病などの危険性を高めるのは明らかです．まだ，それほどはっきりしていませんが，運動不足の生活は，ただちに死にいたらない子宮内膜がん，大腸がん，肺がんと関連しているようです．

5）身体運動は認知能力と脳のはたらきを健全に保持

身体運動が認知能力と脳のはたらきを改善させるという可能性は，すでに広く知られています．断定するまでにはなっていませんが，中程度から強い強度の運動は，知的な作業成績や神経心理学テストで解答する速さ，記憶な

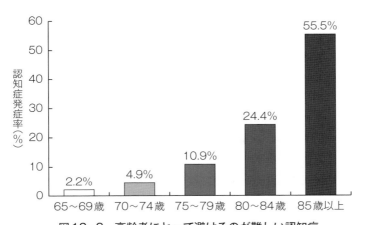

図13-2　高齢者にとって避けるのが難しい認知症
（二宮利治（2015）日本における認知症の高齢者人口の将来推計に関す
る研究（平成26年度厚生労働科学研究費補助金特別研究事業）より算出）

どを含む，認知能力を改善するという研究報告があります．身体運動は，人
生の晩年にかけてのあらゆる人たち，また，すでに認知能力に障害のある人
たちの，認知能力の保持に有効なのです（図13-2）．

6）身体運動はがんを予防し罹患後の生存率を高める

　身体運動量がもっとも多い群ともっとも少ない群とを比べてみると，膀胱
がん，乳がん，結腸がん，子宮内膜がん，食道腺がん，腎がん，胃がんの危
険性に差があり，身体運動をたくさん行っている習慣は，がんの発症を抑え
るのに好ましい結果をもたらすのは明らかだといいます．その危険性の減少
割合は，10〜20％です．対照的に，乳がん，直腸がん，あるいは，前立腺
がんに罹っている人たちでは，すべての原因による死亡率，がんによる死亡
率は，40〜50％上がるという報告もあります．

　今後は，身体運動水準と他のがん，がん罹患後の生存率との関係を明らか
にする必要があります．そして，身体運動の実践によって，がんの発症の危
険性とがん発症後の状態との関係を調べ，そのメカニズムを解明すべきだと
結論づけられています．

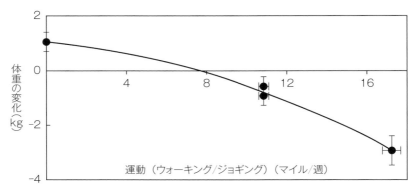

図13-3　1週間に8マイル歩くか走れば，体重は増加しない
（Slentzら，2007より改変）

7）成人での身体運動は体重の増加を抑える

　成人での身体運動の量と体重増加との間には，強い相関があるといわれてきました．成人に対して運動するようにと処方し，本人が実行すれば体重は減少します．そして，中程度から強い強度の運動（3メッツ以上）が1週間に150分間以上であれば，明らかに体重増加は抑えられます（図13-3）．

　結論として，体重の増加を抑えるのに効果的な運動習慣は，過体重，肥満を予防するのに不可欠な成人の生活スタイルです，とまとめられています．

8）身体運動は死亡率と心血管系疾患を低減させる

　中程度から強い強度の運動は，すべての原因による死亡率，心血管系疾患による死亡率，そして，ただちに死にいたらない心血管系疾患の発症に対して効果があります．身体運動の目標値は，中程度の強度の運動は1週間に150〜300分間，強い強度の運動では1週間に75〜150分間と提示されています．この身体運動量は，あまり運動していない人たちに対しては特に有効です．

　たとえ目標値の3分の1の量の運動でも，死亡率や心血管系疾患の発症リスクを減少させます．

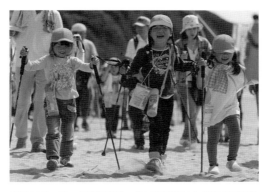

写真13-2　幼稚園児，保育園児にも運動習慣を

9）身体運動は6歳以下の子どもにとって必要

　これまでは，学童期の子どもには，身体運動が健康保持にとって大切であると報告されてきましたが，6歳以下の子どもたちについての研究がほとんどありませんでした（写真13-2）．3歳から6歳の子どもでは，身体運動は体重や体脂肪によい結果を生むと報告されています．特に，骨の健康については，より活動的な子どもの方が強い骨を所有していると報告されています．一方，心血管系の健康と認知能力については，はっきりした文献は見当たりません．

10）身体運動は妊娠中および出産後の女性の健康保持に必要

　中程度の強度の運動は，妊娠中の体重の過剰な増加，妊娠中の糖尿病，出産後のうつ病の危険性を減少させるのは明らかです．

　限られた文献ですが，身体運動は，子癇前症（妊娠中に高血圧やタンパク尿を特徴とする疾患），妊娠中の高血圧，出産後の不安，うつ症状のリスクを減少させると報告されています．また，十分ではありませんが，身体運動は出産後の体重減少と不安に対し効果があると報告されています．

　一般に若い女性の間では，身体運動をしようという風潮は強くありませんが，子育ての年齢にある女性にとっては，妊娠の前，中，後に，身体運動を増やす習慣は，健康保持のために大変重要ですと，結論づけられています．

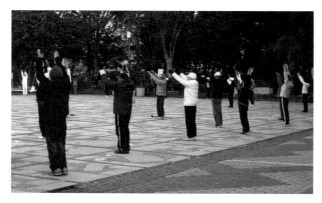

写真13-3　日本の高齢者が好んで行う身体運動"ラジオ体操"

11）身体運動は転倒による怪我を予防し，老化する身体機能を護る

　身体運動は，入院治療を必要とするような重大な疾病を含め，転倒による怪我の発生を 32〜40 ％減少させるのは明らかです．

　また，ふつうの高齢者にとって身体運動は，老化にともなって生じる衰えた身体機能を改善させます．そして，フレイル（虚弱）な状態を回復させ，パーキンソン病の症状を軽減させます．エンジュアランス・トレーニング，レジスタンス・トレーニング，そして，あるいはまた，いろいろな組み合わせの運動プログラムは，高齢者たちの身体機能を改善するのに明らかに役立ちます（写真 13-3）．

12）身体運動は高血圧の予防と治療に効果的

　血圧には，収縮期血圧（最高血圧，SBP）と拡張期血圧（最低血圧，DBP）が存在します．60 万人に近い対象者を，正常血圧（SBP：120 mmHg 以下，DBP：80 mmHg 以上），前期高血圧（SBP：120〜139 mmHg，DBP：80〜89 mmHg），高血圧（SBP：140 mmHg 以上，DBP：90 mmHg 以下）の 3 つの群に分け高血圧症との関連が検討され，次のようにまとめています．

- ● 正常の血圧の人たちに運動処方すれば，高血圧症の発症を予防する
- ● 身体運動は，高血圧症の成人での心血管系疾患の進行を抑える

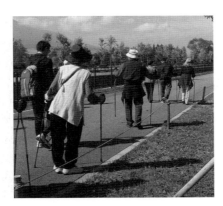

写真 13-4　両手にポールを持てば，歩行困難者であっても歩ける

- 身体運動は，すべての人の血圧を低下させる
- 身体運動に対する血圧の反応は安静時の血圧によるが，高血圧症の人にとってより効果が高い

13）身体運動は膝・股関節症の人に好影響

　痛み，身体機能，健康にかかわる生活の質，いくつかの病気の合併症，下肢関節症などの進行に対する身体運動の影響が検討されています．

　関節症を患う運動不足の人にとって，身体運動は痛みを和らげ，身体機能を改善させます．中程度の強度の運動を，1回に 10 分間以上，1 週間に 150 分間行っても，運動機能を改善あるいは保持するのに有効です．結論として，下肢に関節症を持つ人では，1 回の運動の継続時間にかかわらず，1 日の中での身体運動の時間を延ばすのがよく，それが関節炎を改善させると信じて実践した方がよいと勧められています．

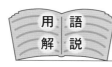 ※理解が広められるように，本書で使われていない
用語も含みます.

体力

体力（Physical Working Capacity）筋活動によって外部にはたらきかけて仕事を
する能力.

最大酸素摂取量（$\dot{V}O_2max$：Maximal Oxygen Uptake）1分間に体内に摂取する酸
素量の最大値. ATP再合成酸化系機構の指標.

無酸素性閾値（AT：Anaerobic Threshold）解糖系機構によるATP再合成が顕著
となると考えられる運動強度. 換気性閾値と乳酸性閾値とが考えられています.

換気性閾値（VT：Ventilatory Threshold）運動強度が徐々に増大する運動中に，
換気量が急増したり，呼気の中に二酸化炭素の濃度が急増したりする運動強度.

乳酸性閾値（LT：Lactate Threshold）運動強度が徐々に増大する運動中に，血液
中の乳酸濃度が急増する運動強度.

運動効率（Efficiency of Exercise）運動でなした仕事量を，運動に要した酸素消
費量で除して求めます.

運動の経済性（Economy of Exercise）歩く，走るなど，同じスピードで運動する
ときに使われるエネルギー（酸素量）が少ないと経済性が優れていると判断さ
れます.

ウィンゲート・テスト（Wingate Test）自転車エルゴメータのペダルに体重の
7.5％の負荷をかけ，最初から全力で30秒間こいだときに発揮される平均パ
ワーで評価します. ATP再合成解糖系機構の指標.

最大無酸素パワー（Maximal Anaerobic Power）ペダルに3つの異なる負荷をか
けた自転車エルゴメータを，それぞれ全力で5〜10秒間こいで最大に発揮でき
るパワーを推定して求め評価します. ATP再合成CP系機構の指標.

技術

運動技能（Skill）運動の巧みさ，運動の技術と呼ばれる.

練習（Practice，あるいはDrill）何度も同じ運動を繰り返し，その運動が目的に
合ったようにできるようになる過程.

身体動作（Physical Movement）目的を達するように行う運動.

随意動作（Voluntary Movement）意志に基づいて行う動作.

自動動作（Automatic Movement）同じ動作を反復練習して獲得した無意識のうちに遂行できる動作．

反射動作（Reflex）からだの内外から刺激があったとき，それに対して無意識に行われる動作．

中枢パターン生成器（Central Pattern Generator）同じ動作を反復練習することによって，生まれつき持っている反射動作をうまく利用して動作が円滑に行われると仮定される神経ネットワーク．

伸張反射（Stretch Reflex）膝蓋腱反射などにみられるように，筋肉は急激に伸ばされると短くなろうとします．

感覚器（Sensory Organ）さまざまな物理・化学的変化を，電位変化（興奮）に変換する感覚器官．

反応時間（Reaction Time）光や音の刺激提示から，それに応じた反応が生じるまでの時間．神経系の伝達・処理時間と筋肉の活動時間を含む．刺激に選択肢がない場合を，単純反応時間，ある場合を選択反応時間と呼びます．

バイオフィードバック（Biofeedback）外部からのリズミカルな入力がなくても，リズミックな運動出力を形成する中枢神経回路．脳波，血圧，脈拍などを自己調節します．

神経系

神経系（Nervous System）からだの内外の情報を統合したり，からだを構成する組織，器官へ伝達する役割をはたします．

ニューロン（Neuron）神経系の基本的な活動単位となる神経細胞．細胞体とたくさんの樹状突起（Dendrite），1本の軸索（Axon）とからなっています．

シナプス（Synapse）ニューロンとニューロン，またはニューロンと効果器細胞が間隔を隔てて接触し，その間で興奮，抑制などの情報伝達が行われる部位．

運動ニューロン（Motor Neuron）脊髄に細胞体をおき，軸索を筋線維まで伸ばし筋活動を引き起こします．

運動単位（Motor Unit）1個の運動ニューロンにつながり，情報を受け取る多数の筋線維をまとめたものの総称．

神経支配比（Innervation Ratio）1個の運動単位に含まれる筋線維の数．

大脳基底核（Basal Ganglia）大脳皮質と視床，脳幹を結び付けている神経核の集まり．運動調節，認知機能，感情，動機づけや学習などさまざまな機能を担っています．

小脳（Cerebellum）からだのバランス，姿勢保持，運動遂行の機能の役目をはたします．

興奮（Impulse）神経細胞の物理・化学的な変化で，電位の変化として軸索にそって他へ伝えられます．

抑制（Inhibition）興奮を抑えます．

相反神経支配（Reciprocal Innervation）一方の筋肉の張力が増すと，その拮抗筋の張力が減少する相反する神経支配．

促通（Facilitation）興奮が伝わりやすくなる現象．

筋肉

骨格筋（Skeletal Muscle）多くの場合，2つ以上の骨に関節をはさんで付着し，収縮力を発揮します．

主動筋（Agonist）関節の運動（屈曲あるいは伸展）に際して，中心的にはたらく筋肉．

協動筋（Synergist）主動筋とともに，同じようにはたらく筋肉．

拮抗筋（Antagonist）主動筋のはたらきに対し，反対のはたらきをする筋肉．

筋線維（Muscle Fiber）筋肉を構成する細胞で，大きく次の2種類に分類されます．

　タイプⅠ線維（Type Ⅰ Fiber）遅筋線維とも呼ばれ，短縮速度は遅く，発揮する力は弱いが疲れにくい．

　タイプⅡ線維（Type Ⅱ Fiber）速筋線維とも呼ばれ，短縮速度は速く，発揮する力も強いが疲れやすい．さらに，タイプⅡaとタイプⅡxの2種類に分類されます．

バイオプシー（Biopsy）生検のことで，生きたままの組織を直接採取して検査します．

オートプシー（Autopsy）死体の細胞を採取し検査します．

筋収縮（Muscular Contraction）骨格筋がはたらく（力を発揮する）状態．

等尺性収縮（Isometric Contraction）筋肉の長さを変えないで力を発揮．

等張性収縮（Isotonic Contraction）筋肉の長さが変わりながら一定の力を発揮．

等速性収縮（Isokinetic Contraction）一定のスピードで筋肉の長さを変えながら力を発揮．

短縮性収縮（Concentric Contraction）筋肉の長さが短くなりながら力を発揮．

伸張性収縮（Eccentric Contraction）筋肉が伸ばされながら力を発揮．

長さ－力関係（Length-Tension Relationship）等尺性収縮ではもっとも大きな力

の出せる筋線維の長さが存在し，それより長くても短くても力は小さくなります．

速度－力関係（Force-Velocity Relationship）等張性収縮では，筋肉が発揮できる力とそのときの速度との関係は双曲線で表せます．

脚伸展パワー（Leg Extension Power）座位で下肢の関節を屈曲した状態から全力で伸展するときに発揮されるパワー．

筋力（Muscular Strength）握力，背筋力など，骨格を介して測定される筋収縮によって発揮される力．

筋持久力（Muscular Endurance）筋肉の活動を長い時間保持する能力，あるいは，筋肉の疲労の発現を遅らせる能力．

転写共役因子（PGC-1 α）DNA の遺伝情報を RNA に転写する過程を促進，あるいは，抑制します．細胞内でおこる多くの反応で重要な役割をはたしています．

サイトカイン（Cytokine）細胞で生合成され代謝機序に大きく影響するホルモン様タンパク質．

インターロイキン（Interleukine）サイトカインの一種で細胞間のコミュニケーションを図ります．

マイオカイン（Myokine）サイトカインの一種で筋肉細胞から分泌され，種々の組織に影響します．

糖輸送担体（GLUT4）血液によって運ばれてきたエネルギー源である糖を，細胞内へ取り込むのにはたらく．

呼吸循環機能

呼吸循環機能（Pulmonary-Cardiovascular Function）活動する筋肉や内臓へ酸素や栄養物質を搬入，あるいは逆に筋肉や内臓から二酸化炭素や代謝産物を搬出する機能．

肺換気量（Pulmonary Ventilation）1 分間に肺に出入りする空気の量．

左心室（Left Ventricle）肺から戻ってきた酸素をたくさん含んだ血液を全身に送り出す心臓の部分．

心拍出量（Cardiac Output）心臓が左心室から 1 分間に送り出す血液の量．

心拍数（Heart Rate：HR）心臓が 1 分間に拍動する回数．

1 回拍出量（Stroke Volume）心臓が 1 回の拍動で左心室から送り出す血液の量．

末梢血管抵抗（Peripheral Vascular Resistance）組織に入り込んだ血管を流れる血液にはたらく抵抗．

毛細血管（Capillary）筋肉やその他の組織に入り込んだ細い血管．組織と血液内の物質交換の役割をはたします．

血圧（Blood Pressure）動脈壁に加わる圧力で，血管の太さ，硬さ，心臓の収縮の強さおよび血管中を流れる血液の量などによって変わります．

収縮期血圧（SBP：Systolic Blood Pressure）最高血圧とも呼ばれます．心臓が収縮したときに，送り出した血液が動脈壁から受ける圧力の最高値．

拡張期血圧（DBP：Diastolic Blood Pressure）最低血圧とも呼ばれます．心臓が拡張したときに，送り出した血液が動脈壁から受ける圧力の最低値．

動静脈酸素較差（Arterial-Venous Oxygen Difference）動脈血と静脈血の酸素分圧の差．この値に，1分間の肺毛細血管を通過した血液量をかけるとその部分の酸素摂取量が得られます．成人で，安静時は約 60 mL/L，最大作業時は 120 mL/L．

ヘモグロビン（Hb：Hemoglobin）鉄を含んだヘム（heme）という色素とタンパク質のグロビンからできている血色素．赤血球に 33～34％含まれ，酸素を運搬する．成人男性で約 16 g/dL，女性で約 14 g/dL．

エネルギー

エネルギー代謝（Energy Metabolism）体内にエネルギーを取り入れて，利用する現象．

アデノシン三リン酸（ATP：Adenosine Triphosphate）高エネルギーリン酸化合物．すべての細胞に存在し，分解されて筋活動を含む生命活動のエネルギーを遊離します．

アデノシン二リン酸（ADP：Adenosine Diphosphate）ATP が分解されてエネルギーを遊離するときにできる物質．リン酸と結合することにより再び ATP となります．

クレアチンリン酸（CP：Creatine Phosphate）高エネルギーリン酸化合物．分解されて遊離したエネルギーが ATP 再合成に利用されます．

CP 系機構（ATP-CP System）非乳酸性機構と呼ばれてきました．筋細胞中の ATP と CP の分解によって再合成された ATP とによって，筋活動のエネルギーを短時間に遊離する機構．

解糖系機構（Anaerobic Glycolytic System）乳酸性機構と呼ばれてきました．数 10 秒という短時間に強度の高い運動をするときに，筋細胞に存在するグリコーゲンがピルビン酸に分解される過程で ATP を再合成し，筋活動のエネルギー

を遊離する機構.

酸化系機構（Aerobic System）有酸素性機構と呼ばれてきました．糖質や脂質を，酸素を使って二酸化炭素と水にまで分解させ，ATP を再合成し，筋活動のエネルギーを遊離する機構.

TCA 回路（TCA Cycle）糖質，脂質，タンパク質を構成する炭素の共通の酸化経路としてはたらく機構．ATP が合成されます.

電子伝達系（Electron Transport Chain）ミトコンドリアで水素の酸化（電子の移動）によって ATP が合成される経路.

ピルビン酸（Pyruvic Acid）グリコーゲンなどがエネルギーを遊離しながら分解するときの中間産物．続いて乳酸になるか TCA サイクルで完全に酸化されます.

乳酸（Lactic Acid）ピルビン酸から変化する物質で，筋細胞中に多量に存在すると ATP の分解が妨げられます．また，血液に入り肺や心臓のはたらきを促進します．一方，エネルギー源としても利用されます.

ミトコンドリア（Mitochondria）細胞内にあって酸素を使って ATP を再合成します.

酵素（Enzyme）生体内の化学反応を促進する役目をはたすタンパク質で，解糖系酵素や酸化系酵素などがあります.

運動強度

運動強度（Intensity of Exercise）運動の遂行に際し，筋活動に要求される強さの水準．物理的にはワットで表しますが，生理的には最大酸素摂取量や最高心拍数に対する割合，あるいは，安静時に摂取される酸素量に対する倍率などで表すこともあります.

主観的運動強度（RPE：Rating of Perceived Exertion）ボルグのスケールとも呼ばれ，運動を遂行する強さを感覚に基づいて数値で判断する尺度.

メッツ（MET：Metabolic Equivalent）運動の強さを表す単位で，その運動を遂行中の酸素摂取量が，安静時に消費する酸素量の何倍かで表します.

トレーニング

トレーニング（Training）からだが発揮できるパワーを高めるために，日常生活では行われない特別な運動の遂行.

テーパリング（Tapering）競技会に向けて，これまで実施してきたトレーニング

の質と量を調整します.

ディ・トレーニング（de-Training）これまで実施してきたトレーニングを中止します.

オーバー・トレーニング（Over Training）過剰なトレーニング. からだに障害が発生する場合があります.

レジスタンス・トレーニング（Resistance Training）ウェイト・トレーニングあるいは筋力トレーニングとも呼ばれ，バーベル，ダンベル，ばね，摩擦抵抗などを負荷にして筋肉を活動させ，力強さの向上をはかるトレーニング.

プライオメトリック・トレーニング（Plyometric Training）しゃがみ込む，あるいは，台から飛び降りた直後に高くジャンプするように，筋肉を伸張性から短縮性へと連続して収縮させる運動様式（伸張－短縮サイクル）を用いるトレーニング.

エンジュアランス・トレーニング（Endurance Training）持久性トレーニングとも呼ばれ，強度の低い運動を長時間継続し，ねばり強さの向上をはかるトレーニング.

インターバル・トレーニング（Interval Training）インターミッテント・トレーニングとも呼ばれ，やや強度の高い運動を休息をはさんで間欠的に行い，ねばり強さの向上をはかるトレーニング.

高強度インターバル・トレーニング（HIIT：High Intensity Interval Training）全力に近い高強度の運動を短時間の休息を挟んで行うトレーニング.

反復スプリント・トレーニング（RST：Repeated Sprint Training）短時間の休息を挟んでスプリントを反復するトレーニング.

高所トレーニング（High Altitude Training）2,000 m 以上の高所で行うトレーニング. トップレベルの選手や登山家が行っています.

低濃度酸素環境下トレーニング（Hypoxia Training）酸素濃度を人工的に 12〜16％に減少させた空気を吸入しながら行うトレーニング.

メンタル・トレーニング（Mental Training）実際には運動はしないが，運動する様子を頭に描いて運動プログラムを定着させたり，勝利への意欲を高めたりするトレーニング.

運動頻度（Frequency of Exercise）単位時間あたりに運動を行う割合. 通常 1 週間あたり何日などといいます.

運動継続時間（Duration Exercise）運動を行う時間. 通常 30 分間とか 20 秒間などといいます.

運動期間（Period of Exercise）ある運動を続けていく日数.

遺伝

遺伝（Heredity）親の持つ形質が子へ伝わる現象.

遺伝子（Gene）遺伝という現象を引き起こす本体で，デオキシリボ核酸.

デオキシリボ核酸（DNA：Deoxyribonucleic Acid）塩基，炭素原子を5つ含む糖（五炭糖），リン酸が結合したものをヌクレオチドと呼び，リン酸を介してヌクレオチドが多数連結した鎖状のもの全体をゲノムといいます.

塩基配列（Nucleotide Sequence）塩基は，およそ30億個のヌクレオチドの対からできていて，約1,000ヌクレオチドに1個の割合で個人差があり，300万個のヌクレオチドが1人ひとり異なっていると推定されています.

二重らせん（Double Spiral）塩基は，ヌクレオチドの鎖が2本よりあってできていて，その対をなす塩基は4種類（アデニンA，チミンT，グアニンG，シトシンC）あって，その配列の順番はかならずしも同じではありません.

一塩基多型（SNPs：Single Nucleotide Polymorphisms）ほとんどの塩基は同じで順序よく並んでいますが，1個の塩基が他の人と違っている部分があります.

遺伝子型（Genotype）遺伝子は染色体の決まった位置に数珠つなぎ状に存在し，各遺伝子型は両親から由来するもので，その構成を遺伝子型といいます．有性生殖を行う人間では両親から伝えられる遺伝子の組み合わせは人によって異なり，1個の人間としては莫大な数の遺伝子型が存在し，それが個人差を生みます．例えば，身長のような形質は，1つの遺伝子型がかかわっているのではなく，多くの遺伝子型がかかわっていると考えられています．このように，1つの形質にかかわる遺伝子型の数が多ければ多いほど，全体の分布は身長に見られるように，低い人から高い人までなだらかな正規分布になります．ただし，遺伝子は遺伝しますが，遺伝子型は遺伝しません.

交配（Cross breeding）有性生殖を行う人や哺乳動物は，雄と雌とが交配し子どもをつくります．その際，より形質を高める，あるいは，低める遺伝子型をより多く持っている人ほど，全体的にその影響は強くなります．そこで，より形質を高める遺伝子型を持っている人同士を選択して交配させることを何代も続けていくと，形質の高い群が誕生することが，動物（ラット）で確かめられています．選択（segregated）交配といいます.

転写（Transcription）DNAの塩基配列はmRNA（メッセンジャーRNA）に写し取られます.

翻訳（Translation）核から抜け出した mRNA は，コドン（Codon）に伝えられ，タンパク質が合成されます．

栄養物質

栄養物質（Nutrient）からだを構成するうえでも，生命活動を維持するうえでも摂取することが不可欠な物質．

タンパク質（Protein）からだを構成する主要な成分で，アミノ酸化合物．

必須アミノ酸（Essential Amino Acid）体内で合成できないか，合成が不十分なため食事として摂取しなければならないアミノ酸．

糖質（Glucide）炭水化物（Carbohydrate）とも呼ばれ，糖を主成分とする物質の総称．

グリコーゲン（Glycogen）肝臓や筋肉に蓄積された物質．分解されて ATP の再合成のためのエネルギーを遊離します．

グルコース（Glucose）単糖類のブドウ糖．血液中では血糖（Blood Glucose）といわれ，安静時にはその大部分が脳で消費されます．

脂質（Lipid）水に溶けにくい物質の総称．細胞膜を構成する重要な物質．ATP 再合成のエネルギーを遊離します．熱量はタンパク質，糖質に比べ，1 g あたりでは多い．

ミネラル（Mineral）カルシウム，リン，カリウム，ナトリウム，マグネシウム，鉄などのからだの生理作用に欠かせない物質．また，骨の構成にも欠かせません．

ビタミン（Vitamin）体内の化学反応を円滑にする作用を持ちます．体内ではほとんど合成できないので，食事として摂取しなければなりません．A，E などの脂溶性ビタミンと，B 類，C などの水溶性ビタミンに分けられます．

栄養補助食品（Nutrient Supplements）運動に必要な物質やからだを構成するのに必要な物質を容易に摂取できるように製品化したもの．

同化（Anabolism）摂り入れられた栄養物質をもってからだを構成する新しい物質をつくったり，不足した成分を補ったりする作用．

異化（Catabolism）からだを構成する物質を生命活動に利用し，そのときに生じる不要物質を排出する作用．

尿素（Urea）からだの中のタンパク質が分解されて生じる物質で，尿中に溶けて排泄されます．

水（Water）からだの重さの約 60 % を占めます．体重の 10 % に相当する水分を

急激に失うと，けいれん，失神を起こします.

ホルモン

ホルモン（Hormone）内分泌器官などから分泌され，わずかな量でそれぞれ特有
　の器官に対して特別のはたらきかけをする物質.

アナボリック・ステロイド（Anabolic Steroid）同化作用のあるステロイドホルモ
　ンの総称.

テストステロン（Testosterone）精巣から分泌される男性ホルモンで，タンパク
　質同化作用があります.

成長ホルモン（Growth Hormone）下垂体前葉から分泌され，成長を促進し，同
　化作用があります.

エストロゲン（Estrogen）卵巣から分泌される女性ホルモン.

コルチゾール（Cortisol）副腎皮質から分泌され，タンパク質に作用し糖の新生
　をはかります.

グルカゴン（Glucagon）膵臓から分泌され，血糖値を上げるはたらきがあります.

インスリン（Insulin）膵臓から分泌され，血糖値を下げるはたらきがあります.

甲状腺ホルモン（Thyroxine）甲状腺から分泌され，新陳代謝や成長を促進させ
　ます.

力

力（Force）物体の運動状態を変化させたり，物体の形状を変化させる原因となっ
　たりします. 砲丸を投げるときは，筋収縮による力が砲丸に加えられて，飛ん
　でいきます. 手のひらに砲丸を持っているときは，地球に引っぱられて落ちよ
　うとしている砲丸を静止させるために力が発揮されています.

重力（Gravity）地球上にあるものがすべて受ける力で，方向は常に鉛直下方です.

モーメント（Moment）物体を回転させる効果を表す量. 肘を固定して手のひら
　に持った棒を持ち上げるように，肘を屈曲させる収縮力は，肘から手のひらま
　での距離と棒に加えられる力とを乗じて求められます. 通常，骨格筋の発揮し
　た力は，関節のモーメントを引き起こします.

トルク（Torque）モーメントと同義.

仕事（Work）物体に力を与えてその位置を変えます. 仕事量は，与えた力と物
　体（質量）が動いた距離を乗じて得られます.

エネルギー（Energy）仕事ができる能力.

位置のエネルギー（Potential energy）高いところにある物体が有している仕事をする能力で，高さに比例します．

運動のエネルギー（Kinetic Energy）運動している物体が有している仕事をする能力で，速度の2乗に比例します．

パワー（Power）時間あたりに遂行した仕事の量，あるいは，消費したエネルギーの量．

運動量（Momentum）運動している物体の有する物理量で，その物体の質量と速度との積で求められる．

力積（Impulse）力とその力が及ぼされる時間との積で求められる物理量で，その大きさは，運動量の変化分と等しい．

抵抗（Resistance）空気や水などの流体の中を動こうとするときに，動きを止めようと作用する力．動く速さ，流体の密度，動く物体の大きさによって変化します．

摩擦（Friction）物体と物体との接触している部分にはたらく，動こうとする方向と反対向きの力．

疾病予防

身体活動（Physical Exercise）筋活動によってからだを動かすこと．

健康志向型運動（Health-oriented Exercise）健康，体力の保持・増進を目標とする運動．

競技志向型運動（Competition-oriented Exercise）競技力の向上を目標とする運動．

生活習慣病（Life Style Related Disease）エネルギー，食塩，動物性脂肪などを摂りすぎる食習慣，歩くのが少ないなどの運動不足の習慣，過度の飲酒，喫煙，といった生活状態によって，長い年月をかけてしだいに進行する病気の総称で，以前は成人病といわれていました．

フィットネス（Fitness）仕事や余暇での身体運動と健康との2つの間に位置づけられる言葉で，身体運動が適当であればフィットネスは高まり健康状態はよくなります．すなわち，適切な運動習慣があればフィットネスは高まり生活習慣病の発症を抑えます．反対に，健康状態が悪ければフィットネスは低下し身体活動は少なくなります．例えば，肥満，高血圧などであればフィットネスは低下し運動不足となります．

冠動脈疾患（Coronary Artery Disease）心臓の筋肉に血液を送る冠動脈の血液の流れが悪くなる病気で，狭心症，心筋梗塞などがあります．

狭心症（Angina Pectoris）動脈硬化が進んで冠動脈の一部が狭くなって血流が減少し，発作的に胸部に痛みが生じます．

心筋梗塞（Myocardial Infarction）冠動脈の一部がつまって，その部分の心臓の筋肉が壊死します．狭心症より強い痛みが生じます．

高血圧（Hypertension）収縮期血圧が 140 mmHg 以上，あるいはまた，拡張期血圧が 90 mmHg 以上の状態をいい，高血圧はその程度によりさらに 3 段階に類別されます．

糖尿病（Diabetes）膵臓から分泌されるインスリンの作用が足りないために，体内のいろいろな物質の代謝が異常になった状態．糖尿病性神経障害といった合併症が起こりやすくなります．インスリン依存型（1 型）糖尿病と，加齢にともない増加するインスリン非依存型（2 型）糖尿病とがあります．

コレステロール（Cholesterol）動脈硬化を改善させる HDL（善玉）コレステロールと，動脈硬化を促進させる LDL（悪玉）コレステロールとがあります．

中性脂肪（Triglyceride）食事から摂る脂質のおもなもの．酵素のリパーゼによって分解されて脂肪酸とグリセロールになる．筋肉を活動させるときには，TCA サイクルに入って ATP 再合成のためにエネルギーを生みますが，使われないと皮下や内臓の脂肪組織に蓄積されます．

脂質異常症（Dyslipidemia）血清コレステロール濃度が高い状態を高コレステロール血症，血清中性脂肪濃度が高い状態を高トリグリセリド血症，血液中に低比重リポタンパク（LDL）が多く存在する状態を高 LDL コレステロール血症，血液中に高比重リポタンパク（HDL）が少ない状態を低 HDL コレステロール血症といい，これらをまとめて脂質異常症といいます．動脈硬化をうながし，狭心症，心筋梗塞を引き起こす原因となります．

身体組成（Body Composition）からだを構成する組織をいくつかの要素に分類する方法．一般的には脂肪と除脂肪組織とに 2 分されます．

除脂肪体重（Lean Body Mass：LBM）体重から脂肪の重さを除いた重さ．

肥満症（Obesity）からだの中の脂肪組織の量が異常に多い状態をいいます．糖尿病，高血圧，脂質異常症などの発症の引き金となります．

体格指数（Body Mass Index：BMI）「体重（kg）÷身長（m）^{2}」が 22 となる体重を標準体重として，25.0〜29.9 を肥満 1 度，30.0 以上を肥満 2 度といいます．

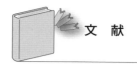

文　献

Akima H, et al.（2000）Effect of short-duration spaceflight on thigh and leg muscle volume. Med Sci Sorts Exerc, 32: 1743-1747.

American College of Sports Medicine（2015）The team physician and strength and conditioning of athletes for sports: a consensus statement. Med Sci Sports Exerc, 47: 440-445.

Barbara E, et al.（2000）Compendium of physical activities: an update of activity codes and MET intensities. Med Sci Sports Exerc, 32（9 Suppl）: S498-S516.

Bouchard C, et al.（2011）Genetic predictors of the maximal O_2 uptake response to the standardized exercise training program. J Appl Physiol, 110: 1160-1170.

Brahms CM, et al.（2021）The interaction between mobility status and exercise specificity in old adults. Exerc Sport Sci Rev, 49: 15-22.

Britton SL, Koch LG（2001）Animal genetic models for complex traits of physical capacity. Exerc Sport Sci Rev, 29: 7-14.

Burgomaster KA, et al.（2008）Similar metabolic adaptations during exercise after low volume sprint interval and traditional endurance training in humans. J Physiol, 586: 151-160.

Dickson JM, et al.（2013）Exercise and nutrition to target protein synthesis impairments in aging skeletal muscles. Exerc Sport Sci Rev, 41: 216-223.

Duchateau J,et al.（2021）Strength training: In search of optimal strategies to maximize neuromuscular performance. Exerc Sport Sci Rev, 49: 2-14.

Dufour SP, et al.（2006）Exercise training in normobaric hypoxia in endurance runners. I. Improvement in aerobic performance capacity. J Appl Physiiol, 100: 1238-1248.

Faiss R, et al.（2015）Repeated double-polling sprint training in hypoxia by competitive cross-country skiers. Med Sci Sports Exerc, 47: 809-817.

Fox EL（1979）Sports Physiology. W.B. Saunders.

藤垣裕子（2020）責任ある研究とイノベーション-新知見を生かす社会的システムの構築-. 学術の動向, 25（12）: 13-17.

Galvin HM, et al.（2013）Repeated training in normobaric hypoxia. Br J Sports Med, 47: i73‒i79.

Gibala MJ, McGee SL（2008）Metabolic adaptations to short-term high-intensity interval training: a little pain for a lot gain? Exerc Sport Sci Rev, 36: 58‒63.

Gordon AM, et al.（1966）Isometric tension with sarcomere length vertebrate muscle fibers. J Physiol, 184: 170‒192.

萩原清文（2002）好きになる分子生物学．講談社．

長谷川真理子（2012a）ヒトの進化環境と私たちの健康．UP，473：40‒43．

長谷川真理子（2012b）ヒトの適応進化環境と社会の在り方．UP，475：24‒28．

初田哲男監訳，野中香方子，西村美佐子訳（2020）「役に立たない」科学が役に立つ．東京大学出版会．

Hendriksen U, Meeuwsen T（2003）The effect of intermittent training in hypobaric hypoxia on sea-level exercise: a cross-over study in humans. Eur J Appl Physiol, 88: 396‒403.

Hill AV（1922）Maximal work and mechanical and their most economical speed. J Physiol, 56: 19‒41.

Hughes DC, et al.（2011）Genetics of muscle strength and power: polygene profile similarity limits skeletal muscle performance. J Sports Med, 29: 1425‒1434.

一丸節夫（2020）役に立たない学術の使い道‒1つの論考‒．UP，577：8‒13．

金子公宥（1974）瞬発力パワーからみた人体筋のダイナミクス．杏林書院．

Karavirta L, et al.（2013）Individual responses to combined endurance and strength training in older adults. Med Sci Sports Exerc, 43: 484‒490.

木村資生（1975）現代生物科学6，ヒト遺伝の基礎．岩波書店．

King AC, et al.（2019）Physical activity promotion: highlights from the 2018 physical activity guidelines advisory committee systematic review. Med Sci Sports Exerc, 51: 1340‒1353.

Kon M, et al.（2014）Effects of systemic hypoxia on human muscular adaptations to resistance exercise training. Physiol Rep, 2（6）: e12033.

Kubota A, et al.（2008）Prevention of disuse muscular weakness by restriction of blood flow. Med Sci Sports Exerc, 40: 829‒834.

Lexell J, et al.（1988）What is the cause of the ageing atrophy? Total number, size and proportion of different fiber types studied in whole vastus lateralis muscle from 15-83 year old man. J Neurol Sci, 84: 275‒294.

Martino M, et al.（1995）Effects of 21 days training at altitude on sea-level anaerobic performance in competitive swimmers. Med Sci Sports Exerc, 27（5 Suppl）: S7（abstract 37）.

McArdle A, et al.（1994）Essentials of Exercise Physiology. Lea & Febiger.

Mikami E, et al.（2014）ACTN3 R577X genotype is associated with sprinting in elite Japanese athletes. Int J Sports Med, 35: 175 – 177.

Miller BF（2007）Human muscle protein synthesis after physical activity and feeding. Exerc Sport Sci Rev, 35: 50 – 55.

宮下充正（1970）水泳の科学 – キネシオロジーと指導への応用 –. 杏林書院.

Miyashita M, et al.（1978）Running performance from the viewpoint of aerobic power, pp183 – 193. In: Folinsbee L, et al. Eds., Environmental Stress. Academic Press Inc.

宮下充正（1980a）トレーニングの科学. 講談社.

宮下充正（1980b）子どものからだ – 科学的な体力づくり –. 東京大学出版会.

宮下充正（1985）スポーツスキルの科学. 大修館書店.

Miyashita M, et al.（1988）Altitude training for improving swimming performance at sea level. Jpn J Phys Fitness Sports Med, 37: 111 – 116.

宮下充正（1988）トレーニングを科学する. 日本放送協会.

宮下充正（2002a）トレーニングの科学的基礎（改訂増補版）. ブックハウス HD.

宮下充正（2002b）個性と成長段階に応じた才能教育, pp187 – 204. 宮下充正ほか編, 才能教育論. 放送大学教育振興会.

宮下充正（2002c）子どものスポーツと才能教育. 大修館書店.

宮下充正（2004）年齢に応じた運動のすすめ. 杏林書院.

宮下充正（2013a）ミトコンドリアを知る. 体育の科学, 63：248 – 252.

宮下充正（2013b）運動の指導～6つの"なぜ"に迫る. 杏林書院.

宮下充正（2014）"運動不足病"とマイオカイン. 体育の科学, 64：367 – 371.

宮下充正（2018）トレーニングは酸素不足との戦いである. 編集工房ソシエタス.

武藤芳照（1986）等速性筋収縮のスポーツ医・科学への応用. 昭和59・60年度文部省科学研究補助金（課題番号 59440091）.

永田和宏（2008）タンパク質の一生. 岩波文庫, 岩波書店.

Nattive A, et al.（2007）American college sports medicine position stand: the female athlete triad. Med Sci Sports Med, 39: 1867 – 1882.

Nybo L, et al.（2010）High-intensity interval training versus traditional exercise interventions for promoting health. Med Sci Sports Exerc, 42: 1951-1958.

小野寺孝一，宮下充正（1976）全身持久性運動における主観的強度と客観的強度の対応．体育学研究，21：191-203．

Otis N, et al.（2007）American College of Sports Medicine position stand: the female athlete triad. Med Sci Sports Exerc, 39: 1867-1882.

Pedersen BK（2011）Muscles and their myokines. J Exp Biol, 214: 337-346.

Poole DC（2015）The critical power framework provides novel insights into fatigue mechanisms. Exerc Sport Sci Rev, 43: 65-66.

Ramos-Campo DJ, et al.（2018）The efficacy of resistance training in hypoxia to enhance strength and muscle growth. a systematic review and meta-analysis. Eur J Sports Sci, 18: 92-103.

定本朋子（2011）筋がつくるネットワーク調節．体育の科学，64：74-75．

Sale DG（1987）Influence of exercise and training on motor unit activation. Exerc Sport Sci Rev, 15: 95-151.

Santos-Cencejero J（2014）Greater performance impairment of black runners than white runners when running in hypoxia. Int J Sports Med, 35: 809-816.

Scheen A, et al.（1981）Critical analysis of the "anaerobic threshold" during exercise at constant work load. Eur J Appl Physiol, 46: 367-377.

Schiaffino S, Reggiani C（2010）Fiber types in mammalian skeletal muscles. Physiol Rev, 91: 1447-1531.

Slentz CA, et al.（2007）Modest exercise prevents the progressive disease associated with physical inactivity. Exerc Sport Sci Rev, 35: 18-23.

Scott RA, et al.（2010）ACTN3 and ACE genotypes in elite Jamaican and US sprinters. Med Sci Sports Exerc, 42: 107-112.

Tabata I, et al.（1997）Metabolic profile of high intensity intermittent exercise. Med Sci Sports Exerc, 29: 390-395.

時田昌瑞（2000）岩波ことわざ辞典．岩波書店．

Trappe S, et al.（2000）Effect of swim taper on whole muscle and single muscle fiber contractile properties. Med Sci Sports Exerc, 32: 48-56.

Williams NI, et al.（2019）Female athlete triad and relative energy deficiency in sport: a focus on scientific rigor. Exerc Sport Sci Rev, 47: 197-205.

Wu R, et al. (2020) Age-related changes in motor function (1). mechanical and neuromuscular factors. Int J Sport Med, 41: 709-719.

Yamamoto Y, et al. (1988) Hematological and biomechanical indexes during the tapering periode of competitive swimmers, pp243-249. In: Ungerechts B, et al. Eds., Swimming Science V. Human Kinetics.

Zempo H, et al. (2010) ACTN3 polymorphism affects thigh muscle area. Int J Sports Med, 31: 138-142.

欧文索引

おわりに

　最後に，集団から個人へという研究対象の変化，言い換えれば，「スポーツ科学」の大きな流れについて私の見方を述べます．

　20世紀までは，たくさんのふつうの人たちやトップアスリートを対象として，年齢やトレーニング水準に応じた体力・運動能力の全体像が明らかにされてきました．その成果に基づいて，性・年齢別の体力・運動能力の基準が作成され，運動実践や運動不足の影響を数量的に判断できるようになったのです．

　21世紀に入ると，測定や分析の方法，データの処理に役立つ高度な機器の発明，普及によって，ふつうの人やアスリートがどのように運動すれば，効率よく体力・運動能力を向上できるのかと，個人の特徴に応じた研究が行われるようになりました．その背景には，分子生物学，遺伝学の発展が後押ししてきたのです．

　ところで，2017年にアメリカ合衆国において，「The Usefulness of Useless Knowledge」という書物が出版されました．この書物は翻訳され，「"役に立たない"科学が役に立つ」と題して，東京大学出版会から出版されました（初田，2020；一丸，2020）．

　ここで，"科学"を「スポーツ科学」と置き換えてみると，20世紀末まで遂行されてきたスポーツにかかわる科学的研究は，研究者の好奇心から行われてきたといえます．例えば，20世紀後半には，運動生理学の分野では，からだの"ねばり強さ"を保持する組織，器官は何かという興味から研究が行われ，呼吸循環機能と筋肉のはたらきが中心であるとされました．そして，その統合された能力を最大酸素摂取量と呼ぶと提案されたのです．続いて，最大酸素摂取量は，成長とともに，あるいは，トレーニングによってどのように向上するのか，そして加齢にともなって，あるいは，運動不足によってどのように低下すのかが研究されました．これらは，ただちに"役に立つ"

科学的成果ではありませんでした.

　しかし，21世紀になると，最大酸素摂取量を指標として，どの程度運動すれば "ねばり強さ" を向上させる可能性があるのか，あるいは，低下を抑える可能性があるのか，という介入実験が数多く行われました．これらは，アスリート，ふつうの人たちへの運動指導に "役立つ" 科学的研究成果をもたらしました.

　他方，20世紀には，野球，テニス，卓球などの競技スポーツにかかわってバイオメカニクスの分野では，衝突の瞬間には打具とボールはどうなっているのか，ボールが飛ぶ軌跡はどうなるのか，などが高速度カメラの映像分析によって明らかにされました．これらの成果は，スポーツ指導者にただちに役立つものではありません.

　しかし，21世紀なると，例えば，前記の研究成果を踏まえて，打たれたボールが遠くへ飛ぶ性能をもつ野球のバットの開発研究が行われてきました．その結果，現在では反発力の高いバットが出来上がり，以前よりボールの飛距離が1.3倍を超えるようになったと報道されています（朝日新聞，2021年1月17日 "Be" 面）．この成果は，"役に立つ科学" によるものといえます.

　今後も引き続いて，新しい競技種目のスポーツについて，あるいは，新しく工夫された競技能力について，興味を抱いた研究者によってさまざまな研究が行われるでしょう．そして，その成果はコーチ，アスリートへ，"役立つ知識" をもたらすのが期待されます.

　このように，"はじめに" で述べたように，「スポーツ科学」は，日進月歩する "作業中の科学" といえるのです．ですから，スポーツにかかわる教科書，指導書の内容は，時代に遅れないように，およそ10年ごとには書き換えられるべきだと思うのです.

　謝辞：10冊目となる本書の出版を引き受けていただき，杏林書院には深謝いたします．重ねて，三代にわたる太田四郎，博，康平社長には，50年を越えて大変お世話になりました．改めて御礼申し上げます.

著者 **宮下 充正**（みやした みつまさ）

1936年生．東京大学大学院修了．教育学博士．東京家政学院大学，名古屋大学，東京大学，東洋英和女学院大学，放送大学で勤務の後，東京大学名誉教授，首都医校校長．その間，東京大学教育学部長，日本学術会議15，16期会員，American College of Sports Medicine フェロー，International Society of Biomechanics 名誉会員などを務める．

2022年3月20日　第1版第1刷発行

入門スポーツ科学 運動指導のパラダイムシフト
定価（本体2,300円＋税）　　　　　　　　　　検印省略

著　者	宮下　充正	
発行者	太田　康平	
発行所	株式会社　杏林書院	
	〒113-0034　東京都文京区湯島4-2-1	
	Tel　03-3811-4887（代）	
	Fax　03-3811-9148	
© M. Miyashita	http://www.kyorin-shoin.co.jp	

ISBN 978-4-7644-1227-9　C3047　　　　　三報社印刷／川島製本所
Printed in Japan
乱丁・落丁の場合はお取り替えいたします．